SOIXANTE CENTIMES LE VOLUME

BIBLIOTHÈQUE UTILE

1)

LOUIS CRUVEILHIER

Hygiène générale

(Deuxième édition)

PARIS

DUBUISSON et Cie, rue Coq-Héron, 5.

PAGNERRE, r. de Seine-St-Germ. | MARTINON, r. Grenelle-St-Honoré
HAVARD, boulev. Sébastop. (riv. g.) | DUTERTRE, passage Bourg-l'Abbé

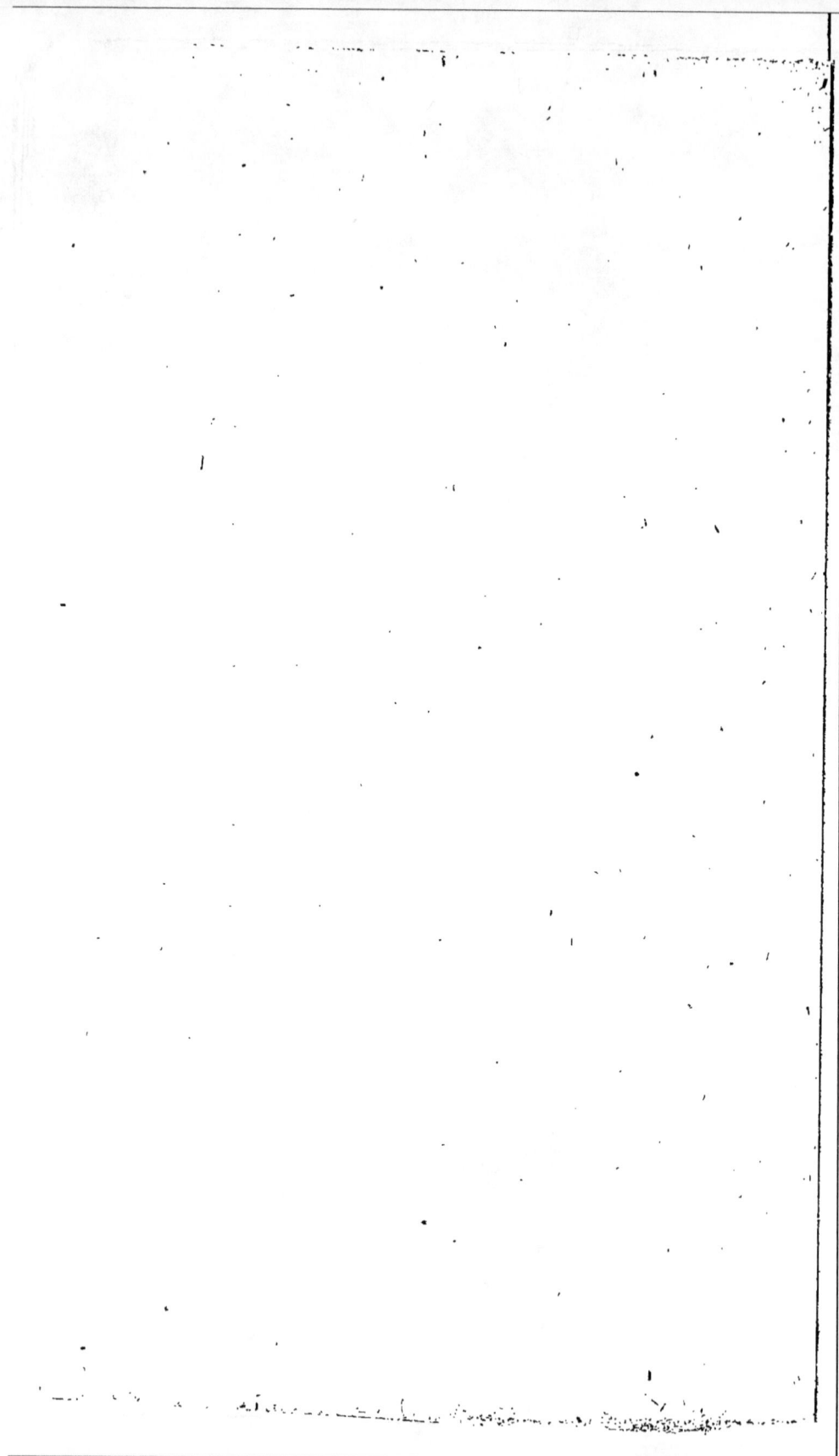

ÉLÉMENTS

D'HYGIÈNE

GÉNÉRALE

PAR LE DOCTEUR

Louis CRUVEILHIER

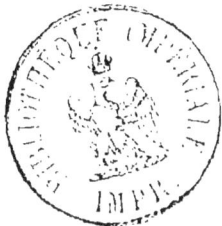

(SECONDE ÉDITION

PARIS

IMPRIMERIE DE DUBUISSON ET Cᵉ

Rue Coq-Héron, 5.

1862

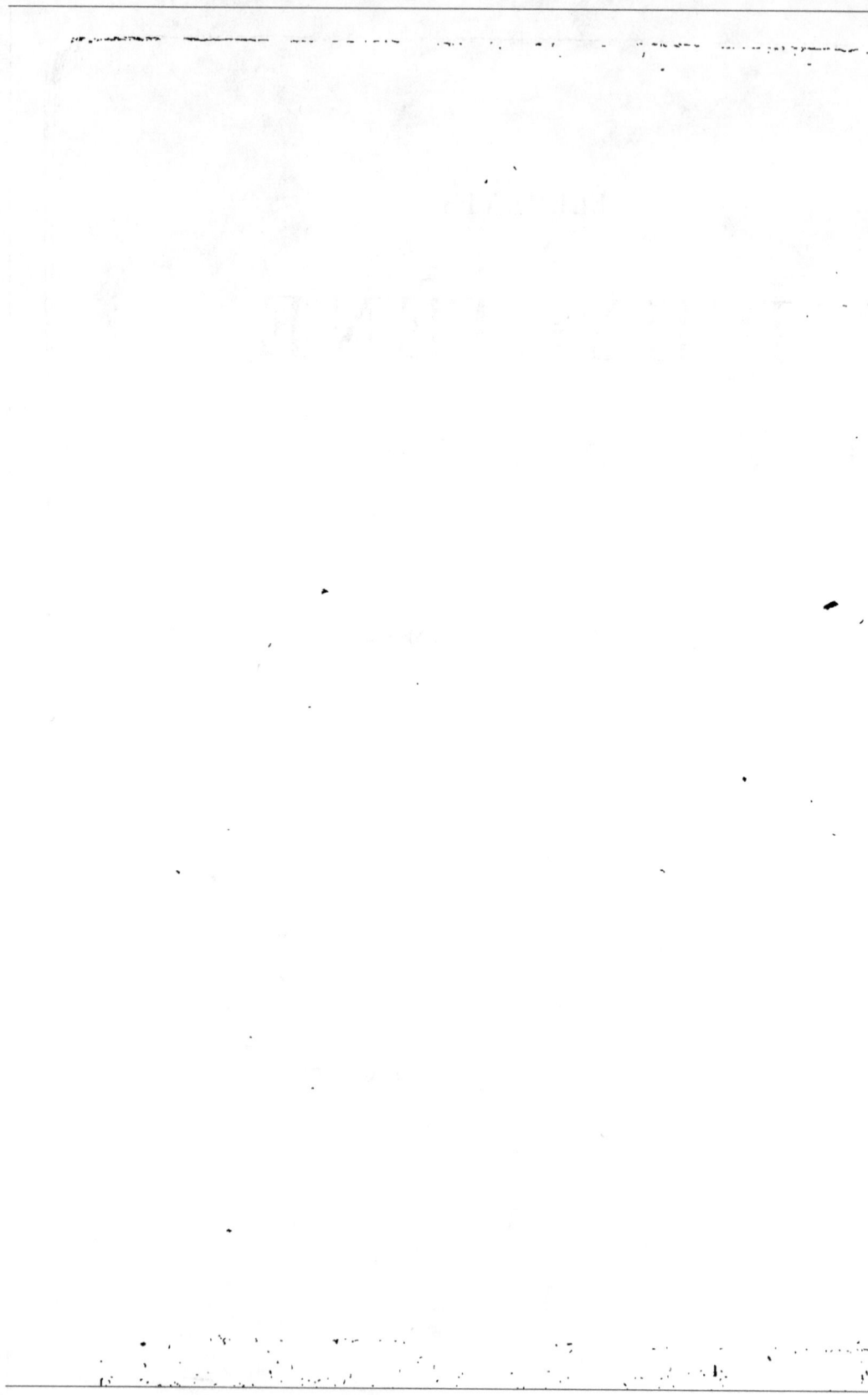

AVANT-PROPOS

Il existe dans la littérature médicale un grand nombre de traités d'hygiène complets ou élémentaires. La plupart sont bien pensés et bien écrits, et plusieurs témoignent d'un grand esprit de dévouement et respirent cette sympathie profonde pour la cause du peuple et du progrès qui toujours distingua le corps médical en France; on tirera donc profit de leur lecture.

Il est vrai de dire, pourtant, que les uns, consacrés à la discussion, toujours fructueuse, des théories et des faits, et se maintenant à la hauteur de la science, s'adressent exclusivement au public restreint des savants ; et que les autres, destinés spécialement aux familles, font trop bon marché peut-être des explications et des théories et limitent trop l'horizon du lecteur.

Me montré-je trop sévère à l'égard de ces derniers? J'aime à le croire, et, parmi ceux que je ne connais pas, plusieurs font vraisemblablement exception à la règle ; mon observation subsiste toutefois pour le plus grand nombre, et il m'a semblé qu'entre les traités savants et les traités réputés populaires, il y avait place peut-être pour un petit livre d'hygiène où la théorie, en dehors de laquelle toute pratique n'est qu'empirisme et routine, viendrait sanctionner le fait et l'éclairer.

J'ajouterai surtout que, dans cet intéressant sujet de la santé de l'homme, la plupart des auteurs, méconnaissant tout ce qu'ont eu de lumineux et de fécond les découvertes de la physiologie moderne sur les rapports du cerveau et de la pensée, ou n'en tenant pas compte, n'ont pas fait, à mon sens, une assez large part à ce puissant élément de la pensée, essentiellement spontanée et libre, qui modifie le cerveau dans son volume et dans sa forme, et par le cerveau tout l'organisme ; et il m'a paru utile et opportun de montrer comment l'énergie morale et l'énergie de volonté, qui constituent l'homme en grandeur et en dignité, peuvent devenir un instrument de conservation et de perfectibilité physiques.

Cette tâche était au-dessus de mes forces peut-être et devait échoir à de plus dignes ; mais j'y ai mis toute ma bonne volonté, je dirai presque toute mon âme, et je souhaite uniquement, si je n'ai pas réussi au gré du lecteur, que ce thème fécond, développé par d'autres et mis à la portée de tous, produise tout le bien qu'on peut légitimement en attendre.

HYGIÈNE GÉNÉRALE

—◦❦❦◦—

INTRODUCTION

I

L'ignorance et la misère apportent un redoutable obstacle à la vulgarisation des pratiques de l'hygiène; mais l'histoire démontre que ces fléaux destructeurs peuvent être efficacement combattus.

De toutes les causes qui s'opposent à la propagation de l'hygiène et frappent de stérilité et d'impuissance les prescriptions salutaires d'une science éminemment utile, la misère et l'ignorance ont toujours été considérées comme les plus énergiques et les plus actives.

Qui pourrait nier en effet que l'ignorance et la misère, source de maux sans nombre et de douleurs infinies, n'épuisent lentement la vie des populations, ne compromettent leur santé et ne soient un instrument redoutable de dégradation physique et de mort?

Rien n'est plus concluant, d'ailleurs, à cet égard et ne prouve mieux leur désastreuse influence que la mortalité comparée des diverses fractions de la population suivant leur degré de misère ou d'aisance, d'ignorance ou de savoir.

Un économiste distingué, M. Villermé, a constaté par des chiffres irrécusables que la mort n'enlève annuellement qu'un individu sur quarante-six dans les départements riches, tandis qu'elle en prélève un sur trente-trois dans les départements pauvres, et cette différence est encore plus frappante quand on compare entre eux les divers arrondissements de Paris.

Il résulte, en effet, des recherches statistiques entreprises jadis par M. de Rambuteau, préfet de la Seine, que les deux termes extrêmes de cette comparaison, qui se rapporte aux 2e, 9e et 12e arrondissements, qui sont généralement considérés comme étant, le premier le plus riche, et les deux autres les plus pauvres de Paris, donnent pour terme moyen d'une série d'années :

Dans le 2e, 18.73 décédés sur 1,000, qui représentent une vie moyenne (1) de 55 ans.

Dans le 9e, 30.29 décédés sur 1,000, qui représentent une vie moyenne de 33 ans 2 mois.

Dans le 12e, 30.65 décédés sur 1,000, qui représentent une vie moyenne de 32 ans 7 mois.

(1) On obtient la durée moyenne de la vie en additionnant le nombre d'années vécues par chacun des décédés pendant une période donnée, et en divisant la somme par le nombre des décédés. Si 1,000 individus ont vécu collectivement 30 mille ans, il en résulte que la vie moyenne a été de 30 ans.

D'où l'on peut tirer cette induction, ainsi que le constate le rapporteur de la commission d'enquête, que l'expression numérique de l'avantage que présente à Paris l'aisance sur la pauvreté pour la prolongation de l'existence, est à peu près de 12 sur 30, ou d'au moins 40 p. 100; et si l'on compare en outre, ainsi que l'a fait en Allemagne M. Casper, de Berlin, la mortalité des classes exclusivement pauvres, c'est-à-dire vivant d'un salaire insuffisant, de secours et d'aumônes, et celle des classes aristocratiques les plus élevées, qui sont loin d'offrir la moyenne de vie la plus haute, car l'extrême richesse et l'opulence sont à certains égards destructives de la santé, la différence est plus frappante encore.

Il résulte, en effet, des recherches statistiques de ce savant que, sur 100 individus de chacune de ces classes nés dans la même année, survivent à l'âge de :

5 ans (classe aisée)	943	(classe pauvre)	655
10 ans	—	938	—	598
20 ans	—	886	—	566
30 ans	—	756	—	527
40 ans	—	693	—	446
50 ans	—	553	—	338
60 ans	—	398	—	226
70 ans	—	235	—	117

Ce qui prouve qu'en Allemagne du moins, et je ne crois pas que les misérables jouissent ailleurs d'un privilége d'immunité, les chances de vie et de longévité sont deux fois plus considérables pour le riche que pour le pauvre.

L'ignorance et la misère concluent donc fatalement à la maladie et à la mort. Elles méritent à ce titre de fixer l'attention du savant et de l'homme d'Etat, et tous les membres de la famille humaine sont également intéressés aux mesures qui peuvent les atténuer ou préparer leur disparition.

Or l'histoire et l'expérience démontrent que ces deux fléaux destructeurs que l'humanité traîne après elle, comme un esclave traîne sa chaîne, ne sont pas inhérents aux sociétés humaines, et qu'ils peuvent être efficacement combattus.

Engendrées, à l'origine, de l'oppression, de l'injustice et de tous les abus de la force, et bien souvent aussi de l'abandon de soi-même et de l'oubli du but social, tout progrès dans l'ordre intellectuel et moral, l'histoire le prouve, réalise une conquête sur elles et limite leur empire.

Et, sans remonter à cette triste et lugubre époque où l'espèce humaine, frappée de la plus dégradante servitude, à l'exclusion de quelques races ou familles privilégiées, payait un si large tribut à la maladie et à la mort, ou bien encore à ces sinistres temps de la féodalité et du moyen âge, où l'injustice, la violence, l'égoïsme et la corruption des pouvoirs, plus terribles cent fois que la peste, la guerre et la famine, dépeuplaient les villes et couvraient les campagnes de ruines et de deuil, qui ne sait que de grands progrès matériels ont été accomplis dans le siècle qui vient de s'écouler, et que les institutions nouvelles ont considérablement accru l'instruction, l'aisance, le bien-être, et augmenté la durée de la vie moyenne ?

Le lecteur en jugera par les chiffres suivants, que nous empruntons aux statistiques contemporaines :

Avant 1789, le clergé, la noblesse, l'État et les

communes possédaient environ la moitié du territoire, et le nombre des petits propriétaires possédant un arpent de terre ou moins encore était à peine de 1,200 mille.

Aujourd'hui, le sol de la France se répartit de la manière suivante :

200 mille grands propriétaires possèdent 17 millions d'hectares ;

700 mille propriétaires moyens possèdent environ 14 millions d'hectares ;

Et près de 4 millions de petits propriétaires, payant 50 fr. d'impôt et au-dessous, possèdent 14 millions d'hectares.

C'est donc près de 3 millions d'individus qui, depuis la Révolution, participent à la propriété, et ce progrès est tout aussi remarquable dans le commerce et l'industrie, que limitaient jadis les priviléges des corporations.

L'amélioration n'est pas moins sensible, d'ailleurs, en ce qui concerne l'exploitation et la production agricoles. Sur 10 millions d'hectares en jachère avant 1789, 5 millions sont aujourd'hui cultivés, et la culture du froment, qui occupait à cette époque 4 millions d'hectares seulement, et ne rapportait que 8 hectolitres à l'hectare en moyenne, occupe aujourd'hui 6 millions d'hectares en moyenne, et donne 12 hectolitres, semence déduite, de telle sorte que la production agricole, qui comprenait :

	Froment.	Seigle et autres.	Pommes de terre et légumes.
En 1789	34 millions d'hectol.	46	2
En 1815	44 —	44	20
peut être évaluée en 1848 à	70 —	40	100

Et si l'on répartit également par têtes d'habitants le blé et la viande obtenus à ces trois époques, la ration annuelle moyenne se trouve représentée :

En 1789 (la France avait alors 26 millions 500 mille habitants) :

Par Froment. . 125 litres.
Seigle. . . 175
Viande . . 18 kilog.

En 1815, population 29 millions 500 mille habitants :

Par Froment. . 150 litres.
Seigle et aut. 150
Viande . . 18 kilog.

En 1848, population 36 millions d'habitants :

Par Froment. . 200 litres.
Seigle. . . 100
Viande . . 28 kilog.

auxquels doivent être ajoutés les pommes de terre, le vin, les légumes secs et frais, etc. Et cette amélioration du régime s'est immédiatement traduite par un accroissement de la vie moyenne et de la vie probable.

Des documents authentiques prouvent que la durée de la vie probable était de 5 ans seulement au xvie siècle, et la durée de la vie moyenne de 18.

La vie probable est aujourd'hui de 46 et la vie moyenne de 39.

Le tableau suivant, basé sur des documents authentiques, indique les phases de cette progression constante.

Durée de la vie probable (1).	Durée de la vie moyenne.
XVIe siècle 5 ans.	18 ans.
XVIIe — 8 ans.	23 ans.
XVIIIe — (1re moitié) 27 ans	32 ans.
XVIIIe — (2e moitié) 32 ans.	33 ans.
1851 46 ans.	39 ans.

Ainsi donc la mortalité est beaucoup moins considérable à notre époque qu'auparavant, et la vie moyenne plus assurée.

Toutefois, et si, grâce aux efforts persévérants et désintéressés de nos pères, l'empire de l'ignorance et de la misère est allé s'amoindrissant, ces deux fléaux n'en subsistent pas moins, et les progrès accomplis ne doivent point nous faire perdre de vue le vaste champ dans lequel s'exerce encore leur pernicieuse et délétère influence.

Je ne saurais oublier pour mon compte, au début de ce petit livre, qui a pour objet de vulgariser les principes d'une science éminemment utile, mais nécessairement subordonnée à l'aisance et au bien-être

(1) La vie probable est l'âge où un certain nombre de personnes nées en même temps se trouve réduit à moitié ; car il y a alors chance égale de mourir avant cette époque ou de la dépasser. Si, par exemple, de tous les individus qui naissent dans une même année, il ne doit plus en rester que la moitié au bout de 25 ans, il en résulte que 25 ans est la vie probable de l'enfant qui vient de naître. Ainsi, dans le tableau de M. Casper, 50 ans est la vie probable du riche et 30 celle du pauvre.

général des populations, la misère et les douleurs de l'heure présente et les efforts qu'elles sollicitent.

Les historiens, les romanciers et les poètes plaçaient jadis leurs œuvres sous de brillants patronages, et débutaient par un éloge pompeux des vertus innombrables de leurs protecteurs. Tout traité d'hygiène, je le déclare ici, devrait débuter par un appel chaleureux à l'assistance, à la fraternité et au dévouement, car la possibilité de vivre est la préface obligée de l'hygiène et de ses pratiques.

Or, il existe parmi nous, le fait n'est que trop certain, une classe nombreuse d'infortunés, qu'un salaire modique, diminué par la maladie ou le chômage, astreint à une nourriture insuffisante, et que la misère, source de toutes les dégradations physiques et morales, condamne à l'éternel supplice du besoin de vivre non satisfait. Cette classe, pour laquelle l'hygiène est une ironie ou une chimère, et qui ne compte pas moins de 4 à 5 millions d'individus, est celle que frappent, déciment et moissonnent la maladie et la mort, dans une proportion qui n'a d'égale que sa puissance de reproduction et sa fécondité ; et l'on conçoit que les malheureux qui la composent, privés de l'indispensable, ne sauraient participer aux bienfaits de cette science avant d'avoir acquis, dans une certaine mesure, l'instruction, le bien-être ou l'aisance qui la rendent possible.

Il ne m'appartient pas, sans doute, d'indiquer ici les moyens de modifier cette situation, beaucoup moins douloureuse, du reste, en France qu'en Angleterre et en Irlande ; mais l'histoire a sa logique et son enseignement, et si un esprit de rénovation et de progrès a produit dans le passé l'amélioration phy-

sique, intellectuelle et morale des populations, il est
certain que les mêmes causes produiront dans l'a-
venir les mêmes effets. On peut donc tenir pour
certain que, si l'ignorance et la misère doivent être
jamais vaincues, ce ne sera que par l'éclosion, au
sein des âmes, d'une lumière intellectuelle et morale
qui les relève, les féconde et les purifie, et par la mise
en pratique d'un large système d'éducation, de pré-
voyance et d'assistance sociales.

L'homme est d'autant plus fort contre le mal, qu'il
a plus nettement conscience de sa dignité, de ses devoirs
et de ses droits, et c'est avec raison qu'on a pu dire :
« Que la liberté, qui paraît n'avoir d'autre but que de
donner des satisfactions morales, est encore le meilleur et le plus sûr instrument des progrès matériels. »

II

*Influence désastreuse de la routine et des préjugés, et de l'absence
d'initiative individuelle.*

L'ignorance et la misère, source de calamités infinies, ne sont pas les seules causes, toutefois, qui s'opposent aux progrès de l'hygiène et aux améliorations
qu'elle réclame. Il en est d'autres encore, qui, pour
n'être pas aussi énergiques, n'en sont pas moins funestes, et l'on peut signaler parmi elles, en premier lieu,
le culte exagéré de la tradition et de la coutume, qui
fait qu'on néglige tout ce qui n'est pas elles, et qu'on
s'abandonne nonchalamment au courant des vieilles
habitudes, quelque détestables qu'elles soient ; 2° la
persuasion où nous sommes que les améliorations qui
nous touchent de plus près, et dépendent le plus de

notre initiative, doivent être l'œuvre du pouvoir et non la nôtre; 3° enfin, l'influence de certains préjugés scientifiques, tels que celui des instincts naturels, qu'on suppose à tort devoir nous éclairer sur tous nos besoins.

L'empire de la routine, dont l'action lente est assez analogue à celle de l'opium qui paralyse et engourdit, et qui ferait de tout peuple intelligent et actif une Chine nouvelle, tend chaque jour à s'amoindrir, il est vrai; cependant il compte encore de nombreux sujets parmi nous, et il constitue tellement le fond de notre nature, qu'on peut affirmer, sans paradoxe, que ce peuple de France, auquel on a fait la réputation la plus imméritée de légèreté et d'inconstance, est, en fait, le plus routinier du monde, car il est le plus docile à subir le joug de l'opinion, quelle qu'elle soit, et le plus lent à s'en affranchir.

Cette docilité merveilleuse et cette absence d'initiative se rattachent à plusieurs ordres de causes, qu'il serait beaucoup trop long d'énumérer ici; mais il est très raisonnablement permis de supposer que notre longue éducation traditionnelle et autoritaire n'a pas peu contribué à la faire naître et à l'entretenir. Habitués, depuis des siècles, à courber nos volontés et nos fronts devant l'oint du Seigneur, et à lui attribuer tout le bien et le mal qui se font parmi nous, nous attendons tout du pouvoir et de son intervention, et avons ainsi désappris l'usage de notre indépendance individuelle et de nos libres facultés.

Rien n'est plus déplorable pourtant, ainsi que n'ont cessé de le répéter Jean-Baptiste Say, Ricardo, Michel Chevallier, Rossi, Bastiat, et avant comme après eux la vaillante phalange des hommes dévoués à la cause du progrès, que cette abdication volontaire de nous-mêmes, et rien n'est moins fondé en soi, il faut le dire, que ce rôle d'universelle et suprême providence que nous avons la sotte et funeste manie d'attribuer aux pouvoirs, quels qu'ils soient.

Les trois quarts des progrès à accomplir en hygiène, qu'on le sache bien, dépendent de nous et de nous seuls, et l'histoire de cette science prouve assez clairement d'ailleurs que cette sollicitude inaltérable que nous attribuons aux gouvernements a fait place bien souvent à l'indiff.rence la plus complète.

Il est hors de doute, par exemple, que l'institution, au XIIIe et au XVIIIe siècle, des léproseries et des lazarets, constitue à peu près tout le bilan de l'ancienne monarchie, jusqu'à Turgot et aux économistes, et nul ne saurait contester qu'à la Révolution seule revient l'honneur d'avoir abordé les problèmes fondamentaux de l'hygiène publique, d'avoir créé cette science pour ainsi dire, en imprimant un nouvel élan et une nouvelle direction aux admirables travaux de Thouret et de Hallé, de Lavoisier et de Vicq-d'Azyr, de Guyton de Morveau et de Vauquelin, et d'avoir fondé des institutions qui, développées par les gouvernements ses successeurs, font aujourd'hui l'admiration de l'Europe. Telle est celle, notamment, qui régit les établissements insalubres; telle est celle aussi d'un conseil supérieur de salubrité, qui a pour mission de donner son avis sur toutes les mesures qui intéressent la santé publique, et qui serait plus efficace encore s'il était armé de plus d'initiative.

Depuis lors, on a beaucoup fait, sans doute, mais ce qui reste à faire est encore plus considérable, et l'hygiène privée, dont il est ici particulièrement question, n'a rien à voir d'ailleurs avec les conseils de salubrité. Sachons donc reconnaître ce qui relève de notre propre initiative et ce qui est de l'administration ; et secouons enfin cette torpeur et cette indifférence qui nous étreignent et nous rendent incapables de tout effort salutaire.

III

Il n'est point vrai que l'homme trouve en lui-même, comme l'animal dans ses instincts, le principe et la règle de ses actes. L'hygiène est une science, et, comme toute science, elle doit être l'objet d'un enseignement et d'une étude.

Un autre préjugé, beaucoup trop répandu dans une classe généralement peu éclairée, s'oppose encore aux progrès de l'hygiène ; ce préjugé consiste à admettre que la nature se suffit à elle-même, que l'homme trouve en lui, comme l'animal dans ses instincts, le principe et la règle des actes nécessaires à sa conservation, et qu'en matière d'hygiène toute science est inutile.

Or rien n'est moins fondé en soi, il faut le dire, que cette opinion que repoussent à la fois la raison, l'expérience et l'histoire, et il est facile d'établir qu'elle repose sur l'examen superficiel de quelques faits mal interprétés, et sur une ignorance absolue de ce qui constitue essentiellement la matière de l'hygiène.

S'il est vrai, en effet, que la nature a placé dans chaque être le principe de sa conservation et n'a point excepté l'homme de cette loi générale, il n'est pas moins certain que ce dernier ne saurait être assimilé sous ce rapport aux espèces animales, et qu'entre elles et lui se posent des différences fondamentales.

L'homme a soif, il a faim, il aspire au repos après

la fatigue, au sommeil après la veille, à la chaleur lorsqu'il a froid, à la fraîcheur pendant l'été, et chacune de ces sensations correspond à un besoin et à un désir qui doit être impérieusement satisfait; mais, tandis que chez l'animal ces besoins et ces impulsions intérieures, toujours précises et toujours sûres, commandent naturellement et sans efforts une série d'actes qui paraissent intimement liés à l'organisme et qui ne réclament aucune expérience, ces mêmes sensations restent obscures, vagues et sans détermination positive chez l'homme, tant que l'intelligence ne s'y est point appliquée, et leur satisfaction naturelle a parfois ses dangers, si elle n'est point dirigée par l'expérience.

Quoi de plus naturel, en effet, et de plus instinctif que de manger à sa faim, de boire à sa soif, de se reposer quand on est las? Cependant il est constaté qu'un repas copieux après une diète prolongée, qu'une boisson fraîche ou froide après une course rapide, et que le repos ou le sommeil sur une terre humide et froide peuvent être une cause de maladie et de mort.

L'instinct n'est donc pas un guide infaillible, et doit être surveillé et dirigé par l'expérience et la raison. Cet instinct, qui dirige la plupart des actes de l'animal est tellement subordonné d'ailleurs chez l'homme, qu'une foule de sensations, très importantes et très précieuses par les indications qu'elles fournissent dans l'état de maladie et de santé, passeraient inaperçues si l'esprit ne s'y arrêtait pas, et qu'il n'est pas de fonction, pas de mouvement, quelque élémentaire qu'on le suppose, qui ne réclame le concours de l'intelligence. L'enfant saisit naturellement les objets, il porte à la bouche ses aliments et les avale, il marche enfin et répond à la parole par la parole; mais ces différents actes, quelque simples qu'ils paraissent de prime-abord, réclament un long apprentissage intellectuel et ne s'accompliraient pas sans le concours de l'intelligence.

Il est d'expérience que le développement physique de l'homme est généralement en rapport avec son développement intellectuel (l'infériorité marquée des races barbares et sauvages le prouve), et lorsque, par suite d'une incomplète évolution du cerveau, ou par une lésion de cet organe, la pensée est gravement affectée, l'être humain, enfant ou vieillard, ne tarde pas à offrir tous les signes d'une dégradation physique.

C'est qu'en effet tout acte humain a besoin d'être perçu, réfléchi et pensé, pour ainsi dire, pour s'accomplir avec ordre, régularité et harmonie, et que les mouvements intérieurs de l'organisme, de même que ses impulsions instinctives, sont d'autant plus nettement perçus que la pensée est plus développée, et qu'ils ont été mieux analysés en eux-mêmes et dans leurs causes. Il ne faut donc pas attribuer aux instincts ce qui ne leur appartient pas, et l'homme, essentiellement progressif, ne saurait être assimilé à l'animal.

Qui pourrait dire, en y réfléchissant, que cette impulsion, toujours admirable mais toujours limitée, qui suggère à l'animal, en dehors de tout enseignement et de toute expérience, les actes indispensables à sa conservation et à celle de son espèce, mais qui le condamne à tourner dans le même cercle d'impressions et de mouvement; qui pourrait dire que ces impulsions parfaitement déterminées ont leur analogue chez l'homme. dont la pensée, toujours active, perçoit,

modifie, transforme et améliore sans cesse les condi‑
tions de son existence?

Ou mieux encore, qui pourrait prétendre que
l'instinct qui porte l'abeille à construire sa ruche,
l'oiseau son nid, et l'araignée sa toile, apprendra
naturellement à l'homme la composition de l'atmo‑
sphère, les conditions de l'air respirable, celles de la
salubrité de l'asile, palais ou chaumière, qui doit lui
servir d'abri, les conditions d'une bonne et saine ali‑
mentation, lui fera prévoir les intempéries des saisons,
se préparer contre elles, et connaître les moyens d'a‑
méliorer et de perfectionner son organisme?

L'homme se conserve, il est vrai, et améliore sans
cesse son organisation physique; mais l'intelligence
seule, appliquée aux besoins de sa nature, éclaire sa
route et dirige ses pas, et ce n'est que par de doulou‑
reux efforts et après une longue et pénible expé‑
rience, qu'il acquiert peu à peu les notions qui lui
sont les plus indispensables et sait les mettre à profit.
De son activité intellectuelle et de ses efforts dépen‑
dent son bien-être et son existence, et rien ne prouve
mieux l'absurdité d'une hygiène naturelle et instinc‑
tive, que la nécessité où nous sommes d'acquérir avec
difficulté et labeur les notions pratiques relatives aux
soins de notre vie et à l'entretien de notre santé.

On a dit, à ce sujet, que chaque peuple, en quelque
pays et sous quelques climats qu'il habitât, suivait na‑
turellement l'hygiène qui lui était le plus appropriée.

Objection sans fondement et sans valeur, car elle ne
prouve nullement que cette hygiène prétendue natu‑
relle n'a pas été conquise chez tous ces peuples par
les efforts de l'intelligence et de la volonté, et conser‑
vée par l'enseignement et la tradition; et elle ne

prouve pas davantage que les nombreuses et misérables peuplades de l'ancien et du nouveau continent, que les Boschimans, par exemple, ou les habitants de la Terre de Feu, dont la race est sur le point de disparaître, suivent l'hygiène la plus conforme aux lois de la nature.

Ce qu'il y a de vrai à cet égard, c'est que tout homme participant à la vie sociale reçoit un enseignement pratique relatif aux soins de sa conservation, et qu'il n'y a pas de race ou de peuplade, quelque déshéritée, quelque barbare ou sauvage qu'on la suppose, qui ne possède en propre un certain nombre de notions propres à assurer son existence et qui ne les transmette en héritage aux générations qui suivent.

Ce qu'il y a de vrai, encore, c'est que l'homme, dont la pensée domine la nature, développe peu à peu ces notions, et qu'à un état social supérieur correspond toujours une hygiène plus parfaite. Mais cet avancement et ce progrès n'ont rien à voir avec l'instinct, et ce que nous savons en ce qui concerne les soins de notre conservation est le résultat nécessaire de l'enseignement, de l'expérience et de la réflexion.

En résumé, l'hygiène est une science expérimentale et pratique dont l'objet est de nous éclairer sur nos conditions d'existence, et son étude n'est pas seulement une nécessité, mais encore un devoir.

Tout homme est, en effet, responsable, à certains égards, de sa santé et de sa vie, vis-à-vis de lui-même et de la société dont il est membre, et responsable aussi, dans certaines limites, de la santé et de la vie des êtres dont il est le guide et le protecteur naturel.

PREMIÈRE PARTIE

CHAPITRE I

DÉFINITION DE L'HYGIÈNE.

IV

Le but de l'hygiène est à la fois individuel et social, et c'est à ce titre qu'elle a fait partie des institutions religieuses et civiles des peuples de l'antiquité. — De l'hygiène des Indous et des Chinois.

L'hygiène, qu'on a bien souvent réduite à n'être qu'un système de conservation individuelle, est en outre un instrument de conservation sociale.

Elle a toujours eu pour objet de déterminer les conditions générales de la santé et les moyens de sa conservation, et d'approprier l'organisme à sa fonction sociale.

Son but est donc à la fois individuel et social, et c'est à ce titre qu'elle a fait partie des institutions religieuses et civiles de l'Inde, de la Chine, de l'Égypte et de la Grèce, et de tous les peuples connus de l'antiquité.

Les institutions hygiéniques de Manou, l'un des premiers législateurs de l'Inde, vont nous offrir un remarquable exemple de cette appropriation de l'hygiène au but social.

V

Institutions hygiéniques de l'Inde.

L'antique société de l'Inde, qui se débattait naguère sous l'étreinte puissante de l'Angleterre, fut primitivement organisée, comme on sait, sur le système des castes.

Ces castes, ayant chacune leur fonction spéciale, étaient au nombre de quatre, distribuées hiérarchiquement :

La première, celle des brahmanes, avait pour devoir d'offrir les sacrifices, d'étudier les livres sacrés des védas, de les enseigner aux autres, et la plus grande partie du pouvoir était entre ses mains ;

La deuxième, celle des ksatryas, était chargée de la fonction militaire ;

La troisième, celle des vayssias, devait commercer, exercer l'industrie, mais surtout cultiver la terre et élever des bestiaux ;

La quatrième enfin, celle des soudras, eut pour devoir unique de servir les autres castes, et surtout les brahmanes.

Les soudras vivaient plutôt à l'état de domesticité qu'à l'état d'esclavage ; mais lorsqu'ils étaient esclaves ils pouvaient être donnés et vendus.

Ces quatre castes étaient réputées pures ; mais il en existait une foule d'autres qui, nées de l'union des membres d'une caste supérieure avec ceux des castes inférieures, ou du mélange de celles-ci avec les races indigènes de l'Inde qui n'appartenaient pas à la grande famille aryenne, vivaient à l'état de guerre et de sauvagerie : celles-là étaient frappées du stig-

mate indélébile de l'impureté native et ne partici-
paient à aucun devoir social.

Or, dans ce système d'organisation sociale, dont
nous n'avons point à rechercher ici l'origine et les
principes, chaque caste eut pour devoir essentiel
d'accomplir sa fonction, et de se conserver pure dans
sa distinction originelle et dans l'ordre de la hiérar-
chie établie. L'hygiène fut dès lors considérée comme
un des instruments de cette conservation, et dut se
proposer de déterminer les pratiques matérielles,
c'est-à-dire le mode d'alimentation, d'exercice... etc.,
qui devaient avoir pour effet de réaliser et de maintenir cette distinction nécessaire des castes. C'est dans
cette pensée que fut rédigé le code hygiénique de
Manou.

C'est ainsi qu'après avoir déterminé avec soin les
bases de l'alimentation commune, et s'être longue-
ment étendu sur la nécessité des purifications et des
ablutions que nécessitent, sous peine de maladie, les
ardeurs d'un climat brûlant, le législateur indou se
préoccupa avec un soin extrême de tout ce qui peut
maintenir la pureté des castes et assurer aux premières une supériorité physique et morale incon-
testée.

Or, le régime, non moins que l'exercice et les habitudes professionnelles, sont admirablement propres à
réaliser physiquement une distinction de caste à caste
et d'individu à individu ; qui ne sait que dans le règne
animal, deux jeunes sujets nourris, le premier dans
de gras pâturages, et le second dans des landes sté-
riles, se développeront en sens inverse, et que le premier prendra du développement et de l'embonpoint,
tandis que l'autre restera maigre, chétif et rabougri.

— N'est-ce pas l'alimentation qui crée cette différence d'organisation si sensible entre l'Anglais natif et l'Irlandais famélique? N'est-ce point aussi l'influence de l'habitude qui donne aux hommes de chaque profession leur physionomie spéciale?

Le régime fut donc pris en considération dans l'Inde, et celui que prescrivit Manou à cet effet, devint un devoir rigoureux dont la transgression était suivie des châtiments les plus redoutables.

« Le dwidja, est-il dit dans le code de Manou, qui a mangé avec intention de la chair de porc, de perroquet, de coq ou d'un palmipède quelconque, ou de l'ail, du porreau, de l'oignon et des champignons, sera sur-le-champ dégradé.

» Il doit s'abstenir, en outre, de l'esprit de riz, et de toute liqueur enivrante qu'on retire du résidu du sucre et des fleurs de madhouka, et celui dont l'essence divine, répandue dans tout son être, se trouve une fois inondée de la liqueur enivrante, perd son rang de brahmane et déchoit à l'état de soudra. »

Cependant, l'influence de l'alimentation et du régime ne saurait être efficace qu'à la condition d'être persistante et de n'être pas troublée par des alliances étrangères; aussi le législateur s'applique-t-il à déterminer scrupuleusement les conséquences d'une parenté vicieuse, et l'importance, au point de vue individuel et social, de la transmission héréditaire des qualités physiques et morales.

« Or, il est évident, dit à ce sujet Manou, qu'un homme d'une naissance abjecte prend les qualités physiques et le mauvais naturel de son père, ou celui de sa mère, ou tous les deux à la fois, et jamais il ne peut cacher son origine.

» Toute contrée, ajoute-t-il, où naissent les hommes de race mêlée, qui corrompent la pureté des classes, est bientôt détruite, ainsi que ceux qui l'habitent.

» Et de même qu'une bonne graine qui pousse dans un bon terrain s'y développe parfaitement, de même celui qui doit le jour à un père et à une mère honorables est digne de recevoir les sacrements. »

Et c'est dans le but de fonder cette distinction des castes sur la différence des organismes que le législateur fixe, comme il suit, les règles pratiques du mariage et ses diverses incompatibilités :

« Le dwidja doit éviter, en s'unissant à une épouse, les dix familles suivantes, lors même qu'elles seraient très considérables et très riches en vaches, brebis, biens et grains, savoir :

» La famille dans laquelle on néglige les sacrements, celle qui ne produit pas d'enfants mâles, celle où l'on n'étudie pas les livres sacrés, celle dont les membres sont couverts d'un long poil, ou sont affligés d'hémorroïdes, de phthisie ou d'éléphantiasis.

» Qu'il n'épouse pas une fille ayant les cheveux rougeâtres, ou ayant un membre de trop, ou souvent malade, ou nullement velue ou trop velue, ou insupportable par son bavardage, ou ayant les yeux rouges.

» Qu'il prenne une femme bien faite, dont le nom soit agréable, qui ait la démarche gracieuse d'un cygne ou d'un jeune éléphant, dont le corps soit revêtu d'un large duvet, dont les cheveux soient fins, les dents petites et les membres d'une douceur charmante.

» Un soudra ne doit avoir pour femme qu'une soudra ; cependant le vayssia, qui occupe le troisième rang, peut prendre une femme dans la classe servile et dans la sienne.

C'est ainsi que l'hygiène fut, dans l'Inde, un instrument de conservation sociale, et lorsqu'à la suite du boudhisme l'œuvre individuelle et sociale changea d'objet, et que l'ascétisme, devenu un devoir, transforma la fonction des classes supérieures, l'hygiène, toujours liée à la fonction sociale, subit une transformation parallèle, ou plutôt il n'y eut plus d'hygiène, car le mysticisme eut pour résultat de faire sortir l'être humain de la sphère des lois naturelles.

Voici quelques préceptes du mysticisme en honneur chez les anachorètes et dévots ascétiques de l'Inde :

« Lorsque les organes des sens se trouvent en rapport avec des objets attrayants, l'homme expérimenté doit faire tous ses efforts pour les maîtriser, de même qu'un écuyer pour contenir ses chevaux. Dans la saison chaude, qu'il supporte l'action des cinq feux ; pendant les pluies, qu'il s'expose aux torrents d'eau que versent les nuages ; durant la saison froide, qu'il porte un vêtement humide ; qu'il dessèche sa substance mortelle en se livrant à des austérités de plus en plus rudes. »

VI

Institutions hygiéniques de la Chine.

De l'Inde à la Chine il n'y a qu'un pas, et si la loi chinoise prit à tâche de régler avec soin et de déterminer l'hygiène de l'espèce, c'est que l'organisation politique et sociale étant faite à l'image de la famille et reposant sur elle, le mariage eut surtout, chez ce peuple, une importance capitale.

« Cinq sortes de filles ne doivent pas se marier, dit à ce sujet Confucius, l'un des législateurs de la

Chine : 1° quand elles sont d'une famille où l'on néglige les devoirs de la piété filiale ; 2° quand leur maison n'est pas réglée, et que les mœurs de ceux qui la composent sont suspectes ; 3° quand il y a quelques notes ou taches d'infamie dans la famille ; 4° enfin quand il y a quelques maladies héréditaires, et que l'âge entre les époux est disproportionné. »

VII

L'hygiène doit être à la fois conservatrice, régénératrice et progressive.

L'espace qui nous est ici réservé nous interdit d'examiner, même sommairement à ce point de vue, les institutions hygiéniques de Lycurgue et de Rome, appropriées au devoir et à la fonction militaires, celles de Moïse et de Mahomet, fondées, l'une sur la conservation et l'isolement de la race, l'autre sur sa fonction de propagande extérieure ; mais nous croyons pouvoir affirmer que, chez tous les peuples de l'antiquité, dans la Chine et dans l'Inde, comme en Égypte, dans la Grèce et à Rome, dans les instituts de Moïse et dans ceux de Mahomet, l'hygiène a toujours eu un double but, celui de la conservation individuelle, et un but social, celui de l'appropriation de l'organisme à la fonction.

Ce but a varié sans doute de peuple à peuple, de race à race, de civilisation à civilisation ; mais partout et toujours, à Rome comme à Sparte, ou dans la Perse, l'hygiène a fait partie des institutions civiles et religieuses des peuples, et partout elle a été considérée comme l'auxiliaire de la fonction sociale, et ce qui est vrai pour les sociétés anciennes est vrai aussi pour les modernes.

Or ce but, bien différent de ce qu'il était dans le monde ancien, organisé sur le dogme de l'inégalité native, c'est-à-dire sur le système des castes et des races et sur l'esclavage, n'est autre, dans les sociétés modernes, que celui que la révolution française a inscrit au fronton de ses monuments et de ses temples : il se résume dans les trois mots de justice, d'amour et de liberté, se fonde sur l'idée de progrès, et conclut immédiatement à l'amélioration nécessaire de la condition physique, morale et intellectuelle de tous les déshérités, et au progrès de tous, en vue de l'accomplissement de l'œuvre universelle.

L'histoire prouve, en effet, d'une manière irréfutable, que l'humanité gravite sans cesse vers un idéal de justice et de vérité, dont elle s'approche de plus en plus et qu'elle a pour mission de réaliser. Elle prouve, en outre, que chaque nation, chaque peuple, sont, à divers degrés de l'échelle et suivant leurs tendances spéciales, membres actifs de cette fonction supérieure, et que, dans chaque nation, tout individu doit agir, dans la mesure de son activité et de ses forces, en vue de l'accomplissement de l'œuvre sociale.

Or, cet accomplissement n'est possible qu'à la condition que l'homme pourra comprendre cet idéal supérieur, s'attacher à lui par la volonté, et accomplir, dans la mesure de ses facultés et de ses aptitudes, les actes que commande sa réalisation.

Il lui importe donc de se conserver en santé pour agir ; de lutter avec énergie contre les maux physiques et la dégradation qu'entraînent la misère ou les excès; de développer enfin son organisme et de lui imprimer la direction la plus favorable à l'accomplissement de sa fonction.

Telle est en effet la triple condition de son action libre, et c'est en vue de cette coopération volontaire. et pour la rendre possible et efficace que l'hygiène, qui fut jadis un instrument d'inégalité, doit être animée, dans les sociétés modernes, d'un esprit d'égalité et de solidarité universelles, et devenir un triple instrument de conservation, de régénération et de progrès.

L'hygiène doit donc être à la fois conservatrice, régénératrice et progressive, et doit avoir pour objet de conserver l'organisme humain, de le relever lorsqu'il est dégradé, et de le perfectionner en vue de l'accomplissement des destinées de l'homme.

De l'Hygiène conservatrice.

Les principes de l'hygiène conservatrice se déduisent 1° des lois de l'organisme vivant; 2° de la connaissance des agents qui lui permettent de se développer librement; 3° de la connaissance des agents qui peuvent impressionner l'organisme d'une manière fâcheuse et troubler l'ordre et l'harmonie de ses fonctions

CHAPITRE II

DES LOIS FONDAMENTALES DE L'ORGANISME HUMAIN ET DE SES FONCTIONS ESSENTIELLES.

VIII

L'homme, en tant qu'organisme, est une force qui se développe et qui tire son principe d'elle-même.

Considéré dans son organisme physique, par lequel il touche aux espèces animales, qui forment entre elles une série progressive dont il est le dernier échelon, l'homme se manifeste comme une réunion d'organes et d'appareils qui fonctionnent sous la direction d'un pouvoir central qui coordonne leurs mouvements et leurs actes.

L'organisme humain est donc en apparence une machine, machine admirable, composée d'un nombre incalculable de pièces ou de rouages parfaitement agencés; mais il y a cette différence entre le corps humain et les mécanismes les plus compliqués et les plus admirables, que ces derniers ont besoin d'une force ou d'un moteur extérieur, pesanteur, calorique, électricité, tandis que la machine humaine trouve en elle-même le principe de ses mouvements et de son action.

Et non-seulement elle puise en elle ce principe, mais elle crée successivement, en vertu de la force qui lui est inhérente et qui n'appartient qu'à elle, chacun de ses organes et les coordonne suivant un plan déterminé.

C'est ainsi que l'homme, dont l'organisation est si compliquée, que plusieurs années d'une étude atten-

tive et suivie suffisent à peine à en faire connaître
l'admirable mécanisme, interrogé depuis des siècles,
apparaît, au début de son existence et dans la période
embryonnaire, sous la forme d'une simple vésicule
transparente, qui n'a point un millimètre de dia-
mètre, et contient quelques granulations impercep-
tibles nageant dans un liquide transparent.

Peu à peu cependant, et sous l'influence d'une force
qui lui est inhérente, cette vésicule se gonfle, se dé-
double, se transforme, et l'on voit poindre dans la
matière qu'elle accumule un premier sillon, indice de
la colonne vertébrale, autour de laquelle s'enroulent
deux toiles membraneuses, dont l'une sera plus tard la
peau, et l'autre l'intestin. Puis, au-dessus de cette délicate ébauche de moelle épinière et de colonne vertébrale, surgissent graduellement les différentes parties
du cerveau, les organes des sens, l'œil, l'oreille, la
bouche, et tandis que ce travail s'accomplit, apparaissent successivement, entre les deux membranes
que nous avons signalées, les nombreux organes de la
vie de nutrition, le cœur d'abord, et les vaisseaux
sanguins, l'estomac, le foie, les reins, le poumon et
les membres, qui déjà donnent au fœtus humain âgé
de quatre mois la ressemblance humaine.

Or, cette admirable et merveilleuse genèse qui s'o-
père par une sorte de développement interne, à l'aide
des matériaux que l'enfant emprunte à sa mère, a pour
but de façonner l'être humain et de le pourvoir des
organes nécessaires à son existence ultérieure.

Ce travail de formation met neuf mois à s'accomplir chez l'homme, et lorsque l'enfant est pourvu des
organes qui lui permettront d'assimiler son nouveau
milieu, comme il a assimilé la propre substance de sa

mère, c'est-à-dire de puiser dans l'air et dans le lait de sa nourrice les éléments et les matériaux de son existence, la nature brise les liens qui l'unissaient à sa mère, et le fœtus devenu enfant naît à la vie et au monde extérieur.

Son évolution n'est pas encore terminée toutefois, mais elle continuera dans ce nouveau milieu, et l'enfant arrivera à la plénitude de ses facultés si la force qui lui est inhérente continue d'agir, si les organes au moyen desquels et par lesquels il vit et se développe fonctionnent régulièrement, si le milieu dans lequel il puise les éléments et les matériaux de son existence n'est pas vicié.

Or, la fonction essentielle et primordiale de la vie de tout être est celle de la nutrition, et la nutrition consiste dans une assimilation de substance.

C'est ainsi que la plante assimile, au moyen des racines et des feuilles, les sels et les sucs qu'elle puise dans la terre, et les gaz qu'elle puise dans l'air.

C'est ainsi que l'animal et l'homme assimilent, au moyen d'organes spéciaux, les substances diverses, solides, liquides et gazeuses, qui doivent lui servir d'aliment.

Par quel merveilleux procédé, par quel admirable mécanisme les organes opèrent-ils l'assimilation de tant de matériaux hétérogènes? comment la feuille des arbres parvient-elle à décomposer l'acide carbonique de l'atmosphère, que ne saurait décomposer la pile la plus puissante? comment l'os attire-t-il à lui le sel calcaire; le cerveau, le phosphore? comment le globule sanguin devient-il tour à tour fibre, nerf, glande ou canal, nul ne le sait encore; mais, ce que la science a pu constater, c'est que l'organisme humain se renou-

velle sans cesse, qu'il assimile et rejette tour à to
les matériaux utiles ou nuisibles, et que le sang es
le grand véhicule de cet échange si nécessaire à la vie.

IX.

Des conditions générales et nécessaires de la vie et de la santé :
les unes sont inhérentes à l'organisme et les autres lui sont
extérieures.

Le grand et universel phénomène de la vie, c'est la
nutrition, et la nutrition consiste, nous venons de le
dire, dans l'assimilation et l'élimination de matières
hétérogènes; mais, pour que ce grand travail, qui
résume à lui seul tout le mécanisme de la vie, s'accomplisse, pour que l'individu vive, se développe et
se maintienne en santé, plusieurs conditions sont nécessaires, dont les unes tiennent à l'organisme lui-
même, et dont les autres lui sont extérieures.

Il est donc important, au point de vue de la santé,
et de l'hygiène, qui a pour objet de la conserver et de
l'améliorer, de connaître les unes et les autres, et de
pouvoir apprécier leur influence.

X

Des conditions de la santé inhérentes à l'organisme.

Une des premières conditions de la vie et de la
santé de chaque être, c'est que la force qui crée ses
organes, et le fait vivre et se développer, c'est que
cette force, qui est le principe, le fondement, la base
de son existence, qui entre en activité dès qu'a eu
lieu la fécondation, et par laquelle tout être croît,
progresse, se conserve et se continue dans sa descen-
dance, réalise un organisme doué d'une énergie suffisante et d'une suffisante vitalité.

3

Tout germe fécondé a sans doute en lui, dès la première heure, la possibilité de vivre et de se développer. Cependant il est démontré, par le grand nombre des avortements et des mort-nés que constatent les mortuaires, que plusieurs, manquant de vitalité, meurent avant d'avoir vécu pour ainsi dire.

Et il est démontré aussi, qu'atteint bien souvent dès le sein de sa mère d'un principe de maladie et de mort, qu'on ne peut que rapporter à ses auteurs, l'enfant naît à la vie pour rester débile et chétif ou mourir avant l'âge, alors que d'autres naissent forts, vigoureux, bien portants, et résistent merveilleusement à l'influence des agents extérieurs.

Or, ces dispositions natives qui déterminent, à l'origine, les constitutions fortes ou faibles, saines ou maladives, vigoureuses ou dégradées, sont d'une importance capitale en hygiène, et ne sauraient trop arrêter l'attention sur les phénomènes essentiels de l'hérédité.

XI

De l'hérédité morbide et de ses conséquences en hygiène.

On se fait, en général, une très fausse idée de la maladie et de l'hérédité.

La plupart des familles ne se préoccupent de celle-ci que pour la limiter dans le cercle étroit de quelques ressemblances extérieures et superficielles, et si, parmi elles, les plus prévoyantes et les plus éclairées lui font une plus large part et consultent avec soin, surtout quand il s'agit d'un mariage projeté, la santé des futurs conjoints et de leurs ascendants, il est rare que les plus exigeantes portent leur enquête au delà de la phthisie, de la scrofule et de l'aliénation mentale.

Quant à la maladie, on la considère très généralement, quelle que soit d'ailleurs sa nature et qu'il s'a-
gisse d'une fracture, d'une inflammation ou d'un
cancer, comme un simple accident, assez analogue au
dérangement d'une horloge quelconque, qui a toujours sa raison d'être dans une cause extérieure, telle
que le froid, la fatigue ou l'humidité, qui a parfois
son siége dans le sang ou dans les nerfs, et dont on
devrait se débarrasser, comme on le fait d'un cor au
pied ou d'une dent creuse, par l'extirpation ; ou bien
encore lorsqu'elle tient aux impuretés prétendues du
sang, par les procédés du précipité chimique et des
dépuratifs.

S'il est une vérité démontrée pourtant par tout ce
que la science et l'observation ont de plus certain et
de plus assuré, c'est que la plupart des maladies, lorsqu'elles ne sont pas accidentelles, se développent lentement en nous, sous l'influence des causes physiques et morales qu'il appartient à l'hygiène de
signaler et de combattre ; c'est qu'elles modifient
peu à peu l'organisme et s'évolutionnent, pour disparaître enfin dans une crise salutaire, ou consti-
tuer un état morbide spécial, qui pénètre toute
la substance de notre être et fait corps avec lui.
S'il est enfin une vérité acquise et démontrée, c'est
que la médecine, comme l'éloquence, qui sait en-
traîner et convaincre en pénétrant les âmes qu'elle
anime de mouvements divers, ne peut agir efficacement qu'en prenant son point d'appui sur l'organisme, et par la mise en jeu des puissances et des
forces de l'économie vivante.

Ce qu'il y a de vrai encore et qu'il faut proclamer
bien haut pour qu'on l'entende, c'est que la loi de

l'hérédité est nécessaire, constante et universelle ; c'est que les parents communiquent à leurs enfants le mode de leur organisation la plus intime, et que l'enfant hérite à coup sûr de leurs dispositions morbides.

Cette transmission peut être régulière ou alternante, directe ou indirecte, aller du père et de la mère au fils ou à la fille, de la tante au neveu, et épargner tel ou tel membre, mais elle est toujours certaine.

Il est vrai aussi que, parmi ces affections transmissibles, les unes, qui consistent dans une perturbation des fonctions nerveuses, telles que l'hystérie, l'épilepsie et l'aliénation mentale... ou dans une altération spécifique de la substance du sang et des tissus, telles que les tubercules, la scrofule, le rachitisme, la syphilis, la goutte, le cancer... et une foule de maladies chroniques, sont parfaitement déterminées chez les ascendants, et se transmettent avec leurs caractères spécifiques, tandis que d'autres, moins graves, constituent de simples prédispositions morbides vagues et indéterminées.

Mais, partout et toujours, ce lien de l'hérédité existe, et partout et toujours la santé de l'enfant se rattache à celle de ses ascendants naturels.

Or, il va de soi que l'individu chez lequel se manifeste une prédisposition morbide héréditaire ou acquise, scrofule, dartres ou syphilis, ne se trouve pas dans les conditions normales, sera assujetti à des maux sans nombre, et réclame des soins spéciaux et une hygiène spéciale, très différente de celle qui s'applique rationnellement aux constitutions saines et vigoureuses.

La maladie, comme l'hérédité, introduit donc un élément nouveau dans les règles pratiques de la santé, et si l'intervention de l'hygiène, qui a pour objet d'en déterminer les conditions, est utile dans tous les cas, et nécessaire pour conjurer la première et atténuer la seconde, elle n'y parvient, quand le mal a reçu une forme précise et arrêtée, qu'en variant ses procédés et en appelant la médecine à son aide.

La médecine devient alors l'auxiliaire intelligente et indispensable de l'hygiène. Son rôle est de prévoir la maladie future et de la prévenir en arrêtant, autant que possible, son évolution ; et si l'on a pu contester avec quelque raison son efficacité dans le cas où le mal, après avoir parcouru ses phases préparatoires, a fait explosion sous la forme de maladie vive ou aiguë, on ne saurait mettre en doute son utilité, lorsqu'elle intervient pour le prévenir et le conjurer.

« L'art de guérir exerce-t-il une influence véritable sur le système social et la santé générale des populations ? » s'est demandé à cet égard le docteur Quételet, et il se répond à lui-même : « Je voudrais le croire ; mais rien ne justifie, je le déclare, cette supposition.

» Tout prouve, en effet, je parle ici d'une expérience séculaire et des faits contemporains, que les médecins, en s'efforçant de prolonger la vie, n'augmentent pas le nombre des vivants. Ils peuvent toutefois soustraire notre existence à bien des misères, à bien des douleurs, et leur part ainsi limitée est encore assez belle ; mais ces avantages mêmes ne s'obtiennent que sous des conditions qui sont rarement observées.

» Une administration dépourvue de lumières peut, au contraire, produire une mortalité plus ou moins rapide et quelquefois excessive dans les hospices, dans les prisons, partout enfin où des hommes se trouvent réunis, et je ne saurais trop répéter qu'une hygiène

bien entendue et qu'une administration éclairée rendent plus de services que la médecine pratiquée par
les hommes les plus habiles. »

La médecine pratique est-elle aussi radicalement
impuissante que le proclame le savant docteur économiste? Je ne saurais le croire; mais son opinion mérite d'être sérieusement examinée.

Je ne crois pas, pour mon compte, que la médecine,
qui fut en honneur dès les premiers âges de l'antiquité, ait reçu sa constitution définitive, et qu'elle
offre le même degré de certitude que les sciences
exactes, auxquelles on a le tort de la comparer, et je
ne sais que trop tout ce qu'on serait en droit de reprocher à plusieurs de ses théories et de ses pratiques,
qu'enfanta l'esprit de système. Il me paraît certain
aussi qu'en méconnaissant le grand fait de la genèse
humaine et de l'évolution progressive des dix-neuf
vingtièmes des maladies, elle s'est légitimement attiré
de graves mécomptes; mais il est non moins certain
qu'en dépit de ses erreurs et de ses incertitudes, et
par le fait de ces erreurs mêmes, qui sont une des
conditions du progrès, parce qu'elles impliquent le
mouvement et la vie; il me paraît non moins certain,
dis-je, que la science a marché, et peut-être le jour
n'est-il pas éloigné, si j'en crois du moins certaines
tendances et certains travaux, où la médecine, constituée sur les véritables lois de la vie et devenue
préventive, saura découvrir le mal qui point mysté-
rieusement à l'origine dans les confins de l'économie,
enrayer peu à peu son évolution, et conjurer l'explosion de la maladie, qui suit forcément son cours naturel quand elle n'est pas déclarée.

La médecine préventive, fondée sur la doctrine de

l'évolution morbide, est la seule vraiment efficace, la seule qui puisse améliorer sensiblement la santé publique.

A ceux de nos lecteurs qui voudraient en savoir plus long à ce sujet, nous conseillons la lecture des travaux de MM. Pidoux (1), Tessier (2), Lucas (3), Yvaren (4), Lordat (5), etc., les beaux travaux, deux fois couronnés par l'Institut, de M. Morel : *Sur la folie et les divers modes de dégénérescence dans l'espèce humaine*, et plusieurs œuvres remarquables qu'il serait trop long d'énumérer ici.

Quoi qu'il en soit, il reste acquis désormais qu'une organisation primitivement saine et vigoureuse est une des conditions de la santé, et que la détermination préalable des prédispositions morbides et de l'hérédité est capitale en hygiène. Cette détermination établit, en effet, de prime-abord deux catégories d'individus, dont les uns, maladifs ou dégradés par l'action lente de causes extérieures diverses ou par l'hérédité, réclament l'intervention de la médecine, et dont les autres, primitivement sains, se conserveront dans leur vigueur originelle ou acquise, — quoiqu'ils fassent d'ailleurs bien souvent des excès qui ne passent jamais sans inconvénients certaines limites, — si des causes extérieures ne viennent modifier les conditions de leur santé.

(1) *Traité de thérapeutique* (Introduction), 2 vol. in-8°. *Du vitalisme et du spiritualisme en médecine*, in-8°

(2) *Études de médecine générale*, 1 vol. in-8°.

(3) *Traité de l'hérédité naturelle*. P. Lucas, 2 vol. in-8°.

(4) *Études cliniques sur la folie*, 2 vol. in-8°. *Traité des dégénérescences physiques, intellectuelles et morales dans l'espèce humaine*. 1 vol. avec planches.

(5) *De l'hérédité physiologique*.

Les premiers, relevant, à certains égards, de la médecine, n'ont point à nous occuper ici ; c'est aux autres que l'hygiène proprement dite s'adresse ; nous nous appliquerons donc à déterminer les conditions extérieures de la santé pour une organisation saine (conditions qui sont aussi, à un point de vue général, celles des organisations morbides, car le malade ou le convalescent ont un besoin aussi impérieux d'air pur et de vêtements que le valide), et, par elles, celles de la maladie et de la dégénérescence des populations.

XII

Des conditions extérieures de l'existence et de la santé de l'homme.

Il est de fait, avons-nous dit, qu'une organisation primitivement saine et vigoureuse est une des conditions essentielles de la santé ; elle n'est pas la seule, toutefois, et si le jeu régulier des fonctions suppose une parfaite appropriation des organes, il est non moins évident que l'homme ne saurait vivre aux diverses périodes de son existence en dehors de certaines conditions qui lui sont extérieures.

Il faut, par exemple, que l'enfant puisse trouver, dans le sein de sa mère, la possibilité de sa croissance, et que rien d'accidentel et d'extérieur ne porte atteinte à sa vie. (*Hygiène de la femme enceinte.*)

Il faut, en outre, que, dans une période plus avancée, celle de l'enfance et de la jeunesse, pendant laquelle se continue son développement, l'enfant trouve, dans son milieu, les conditions de son existence et de son évolution organique. (*Hygiène de l'enfance.*)

Il faut enfin que, parvenu à l'état adulte, l'homme trouve dans l'air qui l'environne, dans l'alimentation, etc., l'oxygène et la substance nutritive qui lui sont indispensables ; qu'il trouve, en un mot, dans son milieu et hors de lui, les conditions de son existence. (*Hygiène proprement dite*.)

Ces conditions sont nombreuses et variées, sans doute, pour l'homme adulte que nous avons spécialement en vue, mais elles peuvent être aisément groupées, et nous examinerons successivement, d'après leur importance immédiate, 1° celle de l'absorption d'un air vivifiant ; 2° d'une alimentation réparatrice ; 3° celle de l'élimination des substances hétérogènes ou inutiles ; 4° enfin, et dans un ordre moins immédiat, les conditions de chaleur, de lumière, de mouvement, d'exercice et d'éducation. Nous verrons, en effet, à propos d'éducation, que l'homme ne saurait vivre en dehors d'un enseignement social, et que cet enseignement n'est pas moins nécessaire au développement de ses organes qu'au développement de son existence intellectuelle et morale.

CHAPITRE III

DE LA PÉNÉTRATION NÉCESSAIRE D'UN AIR VIVIFIANT DANS LE SANG. — DE L'AIR ATMOSPHÉRIQUE ET DE L'HÉMATOSE.

XIII

Ce problème est tout entier dans les deux questions suivantes : Qu'est-ce que l'air ? A quelles conditions est-il vivifiant ? — Et d'abord, qu'est-ce que l'air, et quelle est sa composition ?

L'air atmosphérique, dans lequel les animaux et les plantes puisent l'un des éléments essentiels de la ie, est un fluide élastique, diaphane, pesant, qui enveloppe le globe terrestre et le revêt d'une couche de 15 à 16 lieues d'épaisseur.

Réputé simple dans l'antiquité et le moyen âge, c'est-à-dire pendant plus de 20 siècles, l'air est réellement composé, et la science moderne, fécondée par un esprit nouveau, a, depuis longtemps, démontré qu'il était formé de 21 parties ou volumes de gaz oxygène et de 79 de gaz azote, et que l'on y rencontrait, en outre, une faible proportion de gaz acide carbonique, c'est-à-dire environ 4 parties sur 10,000.

Or, cette découverte de la composition de l'air jeta bien vite une vive lumière sur les phénomènes de la respiration.

Jusqu'alors on avait pensé que l'introduction de l'air dans les poumons avait pour effet de tempérer et de rafraîchir, par son humidité naturelle, la chaleur du sang ; mais la découverte de Lavoisier permit d'entrer plus avant dans la nature du phénomène, et l'on ne tarda point à constater que l'air qui pénètre dans le poumon abandonne au sang, dont les canaux tapissent les admirables cellules de cet organe, une partie de son oxygène, qui se combine au carbone des matériaux du sang, et que le sang abandonne, à chaque expiration, une certaine quantité de gaz acide carbonique, résultant de cette combinaison ou combustion.

Or, cette absorption de l'oxygène par le sang qui a pour effet immédiat de convertir le sang veineux en sang artériel, c'est-à-dire le sang noir, impropre à la vie, en sang rouge nutritif, est tellement nécessaire, qu'un air privé d'oxygène est très rapidement mortel pour tous les êtres qui le respirent...

Tout animal qu'on place sous la cloche de la ma-

chine pneumatique n· tarde point à périr, et sa mort
est d'autant plus soudaine que sa respiration est plus
active ; un oiseau y meurt au bout de quelques se-
condes, et la grenouille au bout de plusieurs heures.

XIV

De l'air vivifiant et de la quantité d'air nécessaire à la respiration.

La composition de l'air et le phénomène essentiel
de la respiration étant connus, il sera désormais facile de résoudre la seconde question : Comment et à
quelles conditions l'air est-il vivifiant?

L'air est vivifiant parce qu'il cède au sang une
partie de son oxygène, et que cet oxygène transforme
le sang veineux en sang artériel, ou le sang noir en
sang rouge, et le rend ainsi propre à la nutrition des
organes et à l'entretien de la vie.

L'air, pour être vivifiant, doit donc contenir de
l'oxigène, et en contenir la quantité nécessaire à la
transformation du sang.

Or, la science démontre qu'un homme de taille et
de corpulence moyenne, respirant 16 à 17 fois par
minute, et introduisant à chaque inspiration un tiers
de litre environ dans ses poumons, fait passer 7 à
8 mètres cubes d'air en 24 heures dans ces organes,
et consomme en une heure toute la quantité d'oxygène que contiennent 90 litres d'air environ, c'est-à-
dire 116 grammes, ou 2,160 litres en 24 heures, soit
un peu plus de 2 mètres cubes.

La quantité d'air strictement nécessaire à l'homme
serait donc de 7 à 8 mètres cubes par jour ; mais on
commettrait une grave erreur si l'on pensait qu'un
homme réduit à ne recevoir que cette quantité con-
tinuerait à vivre sans souffrance ; les faits démontrent

que cette provision ne saurait suffire, et qu'un homme
a besoin de **8** à **10** mètres, au minimum de **6** mètres
cubes d'air par heure, car il ne suffit pas qu'il y trouve
l'oxygène nécessaire à sa consommation, il faut encore
que ce gaz y soit convenablement délayé.

Un individu quelconque qui séjournerait pendant
quelque temps dans un air confiné de **7** à **8** mètres
cubes, ne tarderait pas à ressentir les signes avant-
coureurs de la suffocation et de l'asphyxie, et s'il
était enfermé dans un espace clos de **3** à **4** mètres
cubes, il serait bien vite asphyxié.

Il peut se faire aussi que l'air contienne la proportion d'oxygène indispensable à la vie, et qu'il
nuise d'une manière grave à la santé de ceux qui le
respirent.

Il est indispensable, en effet, que l'air que nous
respirons soit pur, et ne contienne aucune substance
volatile ou gazeuse qui puisse, étant introduite dans
le sang par la respiration, modifier sa composition,
apporter un désordre quelconque dans l'économie et
engendrer la maladie.

XV

Du meilleur air ou de l'air le plus vivifiant. — Influence salutaire
de l'air des montagnes.

Il est facile de comprendre, après ce qui vient
d'être dit, que les qualités de l'air dépendent de sa
composition et de sa pureté, et que l'air frais et pur
incessamment renouvelé est le plus vivifiant et le
plus favorable à la santé.

C'est à ce titre que doit être préféré l'air des montagnes, qui, imprégné de l'arome des plantes et de la
senteur des sapins et des chênes, et sans cesse renou-

velé par les grands courants de l'atmosphère, fournit
à l'organisme un des éléments types de sa conservation et de son bien-être.

Nul ne saurait en méconnaître les effets salutaires,
et nous ne résistons pas au plaisir de citer ici une belle
page de Rousseau sur cette action bienfaisante qu'au-
ront pu ressentir comme lui tous ceux qui, secouant
l'atmosphère lourde et chargée et le séjour méphitique des villes, ont fui loin d'elles et vécu momentanément au milieu des bois et des champs.

« Ce fut là, dit le philosophe genevois, que je dé-
mêlais sensiblement, dans la pureté de l'air où je me
trouvais, la véritable cause du changement de mon hu-
meur et du retour de cette paix intérieure que j'avais
perdue depuis longtemps. En effet, c'est une impression générale qu'éprouvent tous les hommes sur les
hautes montagnes où l'air est vif et subtil ; on se sent
plus de facilité dans la respiration, plus de légèreté
dans le corps, plus de sérénité dans l'esprit. Les plaisirs y sont moins ardents, les passions plus modérées ;
il semble qu'en s'élevant au-dessus du séjour des hommes on y laisse tous les sentiments bas et terrestres, et
qu'à mesure qu'on approche des régions éthérées
l'âme contracte quelque chose de leur inaltérable pureté. On y est grave sans mélancolie, paisible sans
indolence... Je doute qu'aucune agitation violente,
aucune maladie de vapeurs pût tenir contre un pareil
séjour prolongé, et je suis surpris que des bains d'air
salutaire et bienfaisant des montagnes ne soient pas un
des grands remèdes de la médecine et de la morale. »

Rien n'est plus conforme, en effet, aux données de
la physiologie, et si l'homme avait à faire un choix
entre une bonne nourriture et la respiration d'un bon

air, l'intérêt le plus immédiat de sa conservation exigerait que son choix tournât au profit du second ; il lui serait plus facile, en un mot, de se passer d'une bonne alimentation que d'un air salubre.

La respiration d'un bon air peut suppléer, dans une certaine mesure, aux vices de l'alimentation, et c'est le cas de nos montagnards à la riche carnation, aux formes athlétiques, qui vivent en grande partie de légumes et de laitage.

« Il fait bon respirer l'air, dit la ballade écossaise, l'air libre que rien n'arrête en sa course.

» Celui-là enveloppe le cœur de l'homme, le soutient et bannit la crainte, et, quand il frappe le visage, sa secousse fait courir le sang. »

Il fait bon respirer l'air, l'air libre, dirons-nous à l'ouvrier que la nécessité du travail condamne au méphitisme de l'atelier.

Il fait bon respirer l'air, dirons-nous à la jeune mère que les occupations du ménage ou le frein du travail enferment au logis.

Il fait bon respirer l'air, l'air libre, dirons-nous à l'enfant, car l'air c'est déjà la moitié de la vie.

De l'air, de l'air libre et pur, telle est l'aspiration et le cri de tous les êtres animés, de l'arbre et de la fleur, de la mouche et de l'oiseau, de l'enfant et du vieillard. Qu'il soit aussi le vôtre, à vous travailleurs de la tête et des bras, du fer et de l'idée, et courez au moins une fois la semaine, ne fût-ce qu'un jour, ne fût-ce qu'une heure, respirer cet air qui dilate le cœur de l'homme, le soutient et bannit la crainte, et fait naître l'espérance.

Prenez soin surtout, ô jeunes mères ! de dispenser

largement à vos enfants ce bain d'air qui les fait se
développer et vivre, et qui supplée au reste.

Et vous tous, précepteurs, proviseurs, censeurs, et
maîtres de tout rang, qui avez charge d'intelligences
et de santés, élargissez vos préaux et vos dortoirs, où
règne trop souvent un air impur et méphitique, et
substituez à ces longues études, qui ont pour résultat
certain d'arrêter l'enfant dans sa croissance, et de développer la sensibilité physique et l'intelligence au détriment de la santé de l'organisme, de longues prome-
nades, encore plus salutaires à l'âme qu'à la santé.

XVI

L'oxygène de l'air atmosphérique sera-t-il jamais épuisé?

Ici se place une question, qui n'a pas une importance pratique immédiate, mais qui mérite néanmoins
d'être examinée, en ce qu'elle prouve l'enchaînement
admirable des phénomènes de la nature, et la solidarité de tous les êtres qui peuplent la surface du globe.

Elle se rattache d'ailleurs directement à notre sujet,
c'est-à-dire à la pureté de l'air et à sa modification
nécessaire dans un temps indéterminé; car s'il est vrai,
pourrait-on dire, que toutes les espèces animales, et
l'homme avec elles, consomment pour vivre une quantité d'oxygène qui s'élève pour l'homme adulte à
50,000 mètres cubes par an, ce qui suppose une
dépense de plus de deux millions de mètres cubes
par individu, en moyenne, il est impossible qu'au
bout d'un certain nombre d'années, et le monde est
déjà plus vieux qu'on ne pense, la composition de l'air
atmosphérique ne se trouve pas modifiée, la provision
d'oxygène diminuée ou épuisée, et que la respiration
puisse s'effectuer.

Il en serait ainsi sans doute si la nature n'avait eu, à côté des espèces animales, une fabrique admirable d'oxygène, qui suffit et au delà à rétablir l'équilibre.

Chaque plante, chaque brin d'herbe est en effet un appareil producteur de ce gaz vivifiant, et, tandis que l'animal et l'homme absorbent l'oxygène et rejettent l'acide carbonique, la plante, par un travail aussi merveilleux que fécond, décompose l'acide carbonique atmosphérique, assimile le carbone, qu'elle nous rend sous mille formes, et rejette l'oxygène, qui se répand dans l'atmosphère qui nous entoure.

Nous pouvons donc être assurés que, grâce à ce perpétuel échange de l'animal et de la plante, la provision d'oxygène que nous respirons ne saurait être épuisée.

XVII

De la viciation de l'air atmosphérique par les miasmes des marais.

L'air atmosphérique est, dans beaucoup de cas, le récipient et le véhicule d'agents infectieux ou de miasmes dont la nature est inconnue, mais dont l'existence est due au voisinage des marais ou des terres vierges.

Les miasmes proviennent de la décomposition, sous l'influence de l'humidité et de la chaleur, des nombreux débris de plantes et d'animaux que la chaleur de l'été laisse à la surface des marais incomplétement desséchés, et deviennent, dans certaines provinces marécageuses, une cause puissante de maladie, de dégradation physique et de mort.

L'homme, qui brave la peste et le typhus, qui domine les éléments et parcourt impunément toutes les latitudes, ne s'habitue jamais à l'action des miasmes paludéens. Tout individu qui s'y trouve accidentellement exposé en éprouve bientôt les funestes effets, et si leur action est continue et se prolonge, elle détermine chez les populations qui la subissent des désordres graves et profonds.

« Les habitants des pays de marais, disent à ce sujet MM. Montfalcon et Mélier, qui les ont beaucoup étudiés, paraissent déjà vieux en entrant dans la vie, et portent dans tout leur être les traces de la constitution maladive et délabrée de leurs parents. Amaigris, boursouflés et hydropiques pendant l'enfance, leur ventre s'engorge peu à peu, et une tristesse incurable se révèle à travers leur insensibilité stupide. S'ils vivent, tous ces signes augmentent d'intensité. Leur sang s'appauvrit, les tissus se gorgent de liquides, leur peau devient aride et écailleuse, leurs sens n'ont aucune précision, et le cerveau lui-même, de même que leur moral, participe bientôt à la dégradation générale. — Les grandes émotions politiques ou sociales leur sont inconnues, et les mots de liberté et de patrie, qui font battre le cœur des peuples, ne sauraient les émouvoir. »

On a compté le nombre des victimes de cette infection, qui est un véritable empoisonnement, et ce nombre dépasse celui de toutes les épidémies.

Dans certaines communes de la Brenne, de la Sologne et de la Bresse, la mortalité moyenne est de 1 sur 19, et s'élève dans le Brouage à 1 sur 13 ou 14, alors qu'elle est pour la France entière de 1 sur 46 habitants.

« Un teint pâle et livide, un œil terne et abattu, des paupières engorgées, des rides nombreuses sillonnant sa figure avant le temps, une poitrine resserrée, un cou allongé, une voix grêle, une démarche lente et pénible, l'état de souffrance de l'appareil pul-

4

monaire, dit un savant qui les a observés avec soin, forment les attributs de l'habitant des Dombes, de ce vaste marais entrecoupé de quelques terrains vagues et de sombres forêts... La vue de ce pays, comme de l'espèce qui l'habite, porte la tristesse dans l'âme de l'observateur... C'est un tombeau sur les bords duquel l'habitant traîne douloureusement sa courte existence, et dont il semble chaque jour mesurer la profondeur... Il est vieux à trente ans, quand il y arrive, et décrépit à quarante. » (Mélier, *Rapport sur les marais salants.*)

La plupart des habitants des contrées marécageuses tombent généralement dans une apathie invincible et ne prennent aucun souci de leur triste et déplorable situation. Beaucoup d'entre eux nient l'influence paludéenne au milieu de laquelle ils vivent, et fléchissent peu à peu, comme par un fatalisme aveugle, sans vouloir même chercher les moyens d'améliorer leur sort. Il est donc nécessaire de penser, de vouloir et d'agir pour eux, et les efforts combinés de la science, de l'agriculture et de l'industrie en fournissent les moyens.

XVIII

Des principaux marais d'Europe et de France.

Presque toutes les contrées du globe contiennent des marais. La Guyane française est constituée par un terrain presque entièrement marécageux, et le Mississipi, le fleuve des Amazones et la Plata donnent lieu par leurs débordements à de nombreux marais, dont les émanations engendrent des fièvres pestilentielles. On est persuadé aux Antilles que les vents du sud qui ont passé sur les forêts humides de la

Guyane et du delta de l'Orénoque apportent les germes de la fièvre jaune. Le Gange, fleuve sacré des Indous, et le Nil en Égypte, répandent au loin des miasmes délétères qui s'élèvent de leur écume croupissante, et donnent naissance à la peste et au choléra.

Dans le midi de l'Europe, se trouvent les marais de la Sardaigne et de l'Italie, dont les plus célèbres, les marais Pontins, stagnent de Sisterna jusqu'à Terracine, dans une étendue de 48,000 mètres de long sur 18,000 de large. Et la France elle-même, qui nous intéresse plus spécialement, contient un grand nombre de terrains marécageux. Huit de ses départements ne contiennent pas moins, d'après M. Villermé, de 30,000 hectares de marécages en moyenne, et 16 autres le cèdent à peine à ceux-ci pour le nombre et l'étendue de leurs marais.

Le lecteur en jugera par les chiffres suivants :

		Hectares de marécages.
Le département des Bouches-du-Rhône contient		53,700
—	de la Vendée . .	49,600
—	de la Charente-Inférieure . . .	44,8 0
—	de la Gironde . .	37,000
—	de la Loire-Inférieure . . .	29,000
—	de l'Ain . . .	29,000

Et la surface totale des marais en France ne s'élève pas à moins de 450 à 500 mille hectares.

XIX

Des moyens de combattre l'action malfaisante de l'air des marais.

Plusieurs siècles s'écouleront sans doute avant que l'homme ait fait disparaître toutes les causes d'insalubrité terrestre, et soit parvenu à assainir le globe. Cependant cette œuvre, quelque gigantesque qu'elle soit en réalité, n'est pas au-dessus de ses forces et de son activité puissante.

La meilleure preuve qu'elle dépend à certains égards de sa volonté et de ses efforts, c'est qu'un très grand nombre de contrées jadis inhabitables, telles que la Hollande, nourrissent une population énergique et active, et que beaucoup d'autres, jadis très salubres, telles que l'Egypte, les bouches du Gange et de l'Indus, la campagne romaine et la Sicile, sont aujourd'hui mortelles à ses habitants par le fait de l'incurie des gouvernements et des populations dégénérées. Et qui pourrait dire que l'industrie humaine, appelant à son aide toutes les ressources dont la science et le capital disposent, ne pourrait faire aujourd'hui ce qu'ont fait il y a plus de 2,000 ans des peuples dont les moyens d'action étaient nécessairement très limités ?

La science a d'ailleurs prononcé, et elle a établi, sur des données positives, que sur les 450 ou 500 mille hectares qui se trouvent en France, 120,000 au moins peuvent être aisément desséchés et devenir productifs, et que de sages mesures administratives, ayant pour but d'assainir peu à peu le terrain marécageux par des dessiccations opportunes, par des plantations d'arbres, et par la vulgarisation de pratiques salutaires, peuvent en atténuer les dangers.

Il y a donc quelque chose à faire. Nous indiquerons toutefois, en attendant, le genre de précautions que nécessite le séjour des contrées marécageuses.

Ces précautions se fondent sur les causes qui favorisent ou atténuent l'activité des miasmes.

Or, l'expérience prouve que les miasmes n'agissent pas avec la même intensité à toutes les heures du jour. Pendant le milieu de la journée, leurs effets sont presque nuls, parce qu'ils s'élèvent dans les parties supérieures de l'atmosphère; mais vers le soir, les nuits étant très fraîches, ils retombent avec la rosée, et peuvent être alors absorbés. C'est ce qui rend redoutable le séjour des marais après le coucher du soleil.

Les personnes que les circonstances obligent à vivre dans les pays marécageux devront donc fixer leur demeure le plus loin possible des marais et sur les hauteurs environnantes; elles ne pratiqueront aucune ouverture du côté par lequel arrive le vent qui a passé sur les eaux stagnantes; toutes les fenêtres en seront fermées le soir et la nuit, et chacun devra protéger sa demeure par des plantations d'arbres.

On devra prendre aussi le soin de ne sortir que très rarement après le coucher du soleil, et de se couvrir de vêtements de laine qui protègent contre le froid humide.

Ajoutons à ces pratiques l'usage journalier d'un vin généreux, ou d'une boisson tonique mêlée de quelques cuillerées d'une décoction de quinquina.

Il sera toujours facile de reconnaître, dit un auteur, dans l'aspect général de la population des pays marécageux, les personnes qui boivent du vin et celles qui ne boivent que de l'eau. Les premières sont relativement vigoureuses, et les autres sont pâles, affaiblies, et ont toujours le ventre gonflé. Le vin généreux provoque une réaction énergique contre les effluves, et tend à l'élimination du poison par la surface de la peau.

Il reste désormais acquis, toutefois, qu'en dehors de ces conditions exceptionnelles et relativement peu nombreuses d'empoisonnement miasmatique, l'air des campagnes, toujours renouvelé et toujours pur, reste le plus salubre et le plus vivifiant. Mais, comme il ne dépend pas de l'homme de vivre uniquement de la vie des champs, ou dans le voisinage des montagnes ou des forêts, et qu'une bonne partie de la population d'Europe et de France réside dans les villes, et qu'en outre citadins et campagnards passent une bonne partie de leur existence, ne fût-ce que la nuit, dans l'air confiné d'un appartement ou d'un logis quel qu'il soit, il est important de connaître les qualités de l'air dans les diverses conditions, et de connaître aussi les causes qui peuvent l'altérer ou le vicier, pour les prévenir et les combattre.

XX

De l'influence d'une agglomération de population sur les qualités de l'air libre, et du moyen d'en prévenir les funestes effets.

L'air des villes n'est pas sensiblement altéré dans sa composition et contient la même proportion d'oxygène que dans les campagnes ; mais il est toujours plus ou moins chargé d'émanations animales et végétales qui en altèrent la pureté.

Toute agglomération d'hommes s'accompagne en effet de détritus et d'immondices, solides ou liquides, qui, déposés sur le sol et lentement accumulés, fermentent peu à peu sous l'influence de l'humidité et

de la chaleur, se décomposent, se volatilisent et imprègnent l'atmosphère de miasmes délétères.

Telle fut au moyen âge et telle est encore en Orient
la cause de ces épidémies graves qui, chaque année,
moissonnent une partie de la population.

De nos jours, et grâce aux mesures de plus en plus
éclairées de nos administrations électives, que solli-
cite et stimule ce désir impérieux d'amélioration et de
progrès qui distingue notre siècle, nos cités offrent de
meilleures conditions de salubrité ; partout, et dans
tous les pays qu'a visités l'esprit d'initiative et de progrès, l'on s'est empressé de travailler à leur assainissement par l'introduction d'un bon système de pavage,
destiné à faciliter l'écoulement des eaux pluviales et
ménagères, par le percement d'égouts, par l'ouverture
de vastes artères qui établissent de grands courants
atmosphériques par lesquels s'effectue le renouvellement de l'air, par un bon système d'arrosage public,
par des plantations d'arbres qui décomposent l'acide
carbonique et purifient l'air, par la démolition des
vieux quartiers humides et malsains..., etc.

Cependant, beaucoup de choses restent encore à
faire à Paris et en province ; et sans parler ici de la
rue des Etaques à Lille, aujourd'hui mieux assainie,
et de ces caves dans lesquelles végètent les tisserands
de la Picardie et de la Flandre, qui sont des habitations de luxe à côté de celles que recherche la population irlandaise à Liverpool, qui ne sait qu'à Paris,
centre du luxe et de la civilisation, existent à l'heure
qu'il est, non loin de son Louvre et de ses grands
monuments, des bouges infects, qui sont une cause
permanente d'infection putride et miasmatique ?

Quelques extraits d'un travail statistique bien connu

de la chambre de commerce, sur les logements garnis de Paris, suffiront à édifier le lecteur sur ce qui reste à faire à l'endroit des logements insalubres.

XXI
Des logements insalubres et de leur influence sur la santé de leurs habitants.

Les logements garnis de Paris, avant l'annexion, étaient au nombre de 3,000, répartis entre ses divers arrondissements. Ils contenaient, en 1848, une population totale de 33,285 individus, sur lesquels 6,262 femmes ; et, en 1849, une population de 27,665 individus, sur lesquels 6,098 femmes. Rien ne prouve qu'ils soient moins nombreux aujourd'hui, et leur population totale ne va pas à moins de 45,000 individus.

Placés pour la plupart dans les plus désastreuses conditions de salubrité, ces établissements, où se réfugient le vice, la débauche, la dégradation et souvent aussi la plus intéressante misère, sont, en général, calqués sur le même modèle, et l'on jugera de leur degré d'insalubrité par le spécimen suivant, que nous empruntons au rapport de la commission d'enquête, que dirigeaient MM. Legentil et Horace Say.

Il s'agit des garnis du 2e arrondissement, que nous avons supposés, en raison du quartier, devoir être mieux tenus que d'autres. Nous laissons la parole à la commission :

1er garni. — Il contient 25 pièces à un lit, 15 chambres et 10 cabinets noirs et sans air. Les fenêtres sont scellées ; la plupart des cabinets n'ont que de 4 à 5 mètres carrés ; ils ne prennent jour que sur les couloirs. Les matelas et paillasses sont à terre, il n'y a pas même de lit de sangle. Maison malpropre et malsaine.

2e garni. — 25 pièces, dont 17 chambres et 8 cabinets ; chambres malpropres, exiguës, privées d'air, ne prenant jour que sur une cour étroite et noire, ressemblant à un puits. Les cabinets sont d'un aspect repoussant. Le plus spacieux n'a pas plus de 4 à 5 mètres, 2 ou 3 sont de vrais chenils, et l'on se figure difficilement que des hommes puissent y loger. L'un d'eux n'est qu'un trou de 5 pieds de profondeur sur 3 de largeur, pratiqué dans un mur, ne prenant jour que par une étroite lucarne ; il est habité par une malheureuse femme qui, en y entrant, est obligée de grimper sur le grabat qui l'occupe en entier et sur lequel elle procède à tous les soins qu'exigent *sa personne et son ménage.*

Les autres sont au 6e étage, sous les combles, exposés à toutes les intempéries ; on n'y pénètre que par d'étroits couloirs, que l'on ne peut parcourir qu'en se courbant. Les lieux d'aisances, qui se trouvent à proximité, entretiennent dans ces logements un air empoisonné, qui en rend le séjour même momentané insupportable à tout autre qu'aux locataires. Ceux-ci, au surplus, n'y demeurent pas impunément, et la maison, dans son ensemble, peut être considérée comme un foyer de maladies ne recevant de locataires que pour les transmettre à l'hôpital.

3e garni. — 28 lits répartis dans une chambre d'une insuffisante étendue, et 25 cabinets situés à différents étages. 22 de ces cabinets sont noirs et sans air, prenant jour seulement sur un couloir de 3 pieds de largeur.

4e garni. — 20 chambres, 4 cabinets, avec une ou-verture sur le toit, par un seul carreau.

5e garni. — 54 lits, 54 cabinets, 15 lits de camp. 20 cabinets sont au rez-de-chaussée, dans une espèce de bas cellier humide ; les cabinets ont 6 pieds de long sur 3 de large ; ils prennent jour sur le couloir par deux carreaux. — Couchettes en paille hachée, point d'oreiller ni de traversin ; lits composés de plan-ches mal assemblées, portes à jour ; 2 personnes cou-chent dans ce taudis.

Nous pourrions aller ainsi jusqu'à cent ; cette ana-lyse suffit.

Ce que l'on peut dire, c'est que les maladies les plus graves se développent dans de pareilles condi-tions d'habitation, et qu'on n'a point de peine à ajouter foi au témoignage du docteur Duncan quand il dit qu'à Liverpool l'insalubrité des logements entre pour un chiffre énorme dans la mortalité qui frappe les classes ouvrières.

XXII

De l'air nécessaire à la respiration, et de l'étendue des pièces habitées.

L'homme fait passer, avons-nous dit plus haut, de 7 à 8 mètres cubes d'air par jour dans ses poumons, et cet air lui serait théoriquement suffisant s'il restait toujours pur et si l'oxygène s'y trouvait également réparti. Mais l'expérience démontre que le mélange des gaz dans un endroit clos est rarement uniforme, et que l'air confiné se trouve en outre vicié par la ma-tière de l'exhalation pulmonaire et de la peau, qui vient à chaque seconde modifier sa composition.

L'homme rejette, en effet, dans l'acte de l'expira-tion, les 8 mètres cubes d'air qu'il a introduits dans le poumon par l'acte de l'inspiration ; mais tandis que l'air inspiré ne contient à l'état normal que 4 parties d'acide carbonique sur 10,000, l'air expiré en contient 4 pour 100.

Or, le gaz acide carbonique, dont la transpiration insensible accroît encore la proportion, est impropre à la respiration, et lorsque l'air en contient 4 parties sur 1000 seulement, il est rare qu'on ne ressente pas bientôt sa délétère influence, qui se manifeste au début par de la pesanteur de tête, par des malaises nerveux et de l'oppression, indices de l'asphyxie commençante.

Il faut donc à la fois tenir compte, pour apprécier exactement le volume d'air nécessaire à la respiration, de l'absorption de l'oxygène et du dégagement de l'acide carbonique, et c'est par la détermination préalable de ce double élément que la science a pu constater que la quantité d'air strictement nécessaire était pour l'homme adulte de 23 mètres cubes par jour, pour la femme de 15, et de 9 pour l'enfant, soit pour un ménage composé du père, de la mère et de deux enfants, une provision d'air de 50 mètres cubes au minimum, ce qui représente une pièce de 5 mètres de longueur sur 3 mètres 1/2 de large et 3 de hauteur ; en supposant toutefois qu'ils n'y allument ni feu ni charbon, car la combustion d'un kilogramme de houille ou de charbon n'absorbe pas moins de 3 mètres cubes d'oxygène.

Cette étendue nécessaire du logement d'un ménage peu nombreux est, en général, celle que présentent la plupart des pièces de nos grands appartements bourgeois ; mais combien de logements dans les quartiers pauvres et mal aérés font exception à la règle ! Et sans parler ici des garnis que nous avons fait connaître, qui n'a visité, au moins une fois, ces tristes et misérables logements, mal aérés et infects, dans lesquels s'entasse pêle-mêle, sur de misérables grabats, toute une famille en haillons?

XXIII

Des logements insalubres à Lyon.

« Que de maisons dans des rues étroites et boueuses, dit un médecin distingué de Lyon (1), dont les cours sont si petites, qu'elles ressemblent à des puits, où l'air et le jour pénètrent à peine, et dont le fond est plein de débris d'aliments et d'eaux de lavage fétides et croupissantes! Ce que nous disons là doit surtout s'appliquer à certaines rues des quartiers Saint-Paul, Saint-Georges, de l'Hôpital et de l'Ancien-Hôtel-de-Ville. Nous connaissons, pour les avoir visités, bon nombre de logements tellement noirs, tellement humides, qu'ils ne conviendraient pas même à des animaux! Et dans les maisons, combien de ménages qui ne disposent que d'une seule pièce, petite, humide, basse et obscure, souvent en contre-bas du sol ou bien sous le toit, aussi froide en hiver qu'étouffante en été,

(1) *Traité spécial d'hygiène des familles,* par M. Francis Devay, de Lyon, 1 vol. in-8o. Labé, édit., Paris, 1858. — Ce traité d'hygiène, parfaitement conçu et remarquable à divers titres, est l'œuvre d'un homme qui a beaucoup pensé. Il contient un long chapitre aussi neuf qu'intéressant sur la question délicate et fondamentale de l'hygiène du mariage et des phénomènes d'hérédité, et nous l'approuverions sans réserve, s'il n'était marqué au coin de certaines doctrines qu'explique l'influence des idées de M. de Bonald, à Lyon, et que nous ne saurions partager. Ce léger reproche qu'on pourrait lui adresser n'exclut pas toutefois ses mérites réels, et le *Traité spécial d'hygiène des familles* restera comme un bon livre, plein de science et de faits nouveaux.

et qui n'ont pour tout horizon qu'une triste muraille
à quelques pieds d'eux ! Il suffit d'avoir pénétré dans
ces bouges pour être frappé de l'insalubrité qui y
règne : souvent, c'est un encombrement occasionné
par le linge sale et par d'ignobles grabats où s'entas-
sent, se pressent et croupissent des individus de tout
sexe et de tout âge ; c'est à peine s'ils ont quelques
mètres cubes d'air à respirer ! Que de maisons dont
les allées servent d'urinoirs, dont l'escalier et ce qu'on
nomme le carré sont toujours recouverts d'immondices et de déjections, et où l'on voit, d'étage en étage,
des latrines toujours ouvertes, qui offensent les regards
et infectent horriblement ! » Le méphitisme des habitations est un ennemi auquel les familles doivent
déclarer une guerre à mort.

Elles sont libres, dira-t-on, d'aller ailleurs. C'est
possible, mais le soin d'aérer et d'assainir les bouges
pestilentiels ne serait-il pas aussi une affaire de salubrité ?

Concluons de ce qui précède que l'homme désireux
de vivre en santé et de conserver celle de sa famille
devra, toutes les fois qu'il le pourra, se choisir un
appartement spacieux et d'une aération facile, l'assainir chaque jour en ouvrant soir et matin la fe-
nêtre, en établissant des courants d'air au moyen d'un
foyer d'appel, qu'un modeste feu de cheminée peut
toujours remplacer, et en exposant à l'air les objets
de literie.

Il serait parfois utile d'associer à ces soins indispensables la culture de quelques plantes grimpantes
et de quelques fleurs qui, placées au bord de la fe-
nêtre, mais ne l'obstruant pas, assainissent et purifient l'air intérieur.

Cultive tes liserons, ô jeune fille ! ton rosier et tes gobéas, car la vue des fleurs réjouit l'âme, et leur voisinage purifie l'air qui t'environne.

XXIV

Du méphitisme développé par l'encombrement des malades, et des épidémies graves qui peuvent en être la suite.

Quelques exemples mémorables témoignent que l'encombrement pur et simple peut agir sur l'organisme à la manière des maladies pestilentielles.

Dans un procès célèbre qui eut lieu en Angleterre au XVIIe siècle, et qui avait attiré dans la salle des séances du tribunal un nombre considérable de personnes, l'atmosphère méphitique respirée pendant les débats occasionna un typhus qui fit plus de 300 victimes.

Ces accidents sont encore plus terribles lorsque des malades, atteints de blessures graves ou de suppurations diverses, sont réunis en grand nombre dans un lieu confiné, dont l'air n'est pas incessamment renouvelé.

Entassés au nombre de 30,000 dans la ville de Wilna, nos blessés de la campagne de Russie (dont nous invitons nos lecteurs à lire le récit plein d'enseignements, dans le douzième volume de M. Thiers) ne tardèrent pas à être en proie au typhus le plus meurtrier, et 25,000 d'entre eux succombèrent en quelques semaines aux atteintes de ce fléau qui, se propageant de proche en proche à Torgaw, Dantzig et Mayence, moissonna ce que la guerre n'avait point frappé.

Dernièrement encore, dans la campagne de Crimée, les mêmes causes, c'est-à-dire l'encombrement ou plutôt l'entassement des malades et des blessés dans les

ambulances et dans les hôpitaux de Constantinople,
ont produit les mêmes effets, et plus de 25,000 hommes ont alors payé de leur vie l'insuffisance des hôpitaux et une insuffisante aération. (Voir le rapport
de M. Scrive, médecin en chef de l'armée d'Orient,
et celui de M. Baudens, inspecteur général du service
de santé.)

XXV

Des maladies endémiques des hôpitaux, et des épidémies de fièvres puerpérales.

De nos jours et sous l'influence des mêmes causes,
des épidémies graves d'érésipèles, de pourriture d'hôpital, de fièvres typhoïdes, de dyssenteries, prennent
fréquemment naissance dans nos hôpitaux les plus
salubres et les mieux entretenus, et plus fréquemment encore naissent et se développent, dans les services spéciaux des femmes en couches, des épidémies
meurtrières de fièvres puerpérales, qui, engendrées
par le méphitisme et l'encombrement des maternités,
s'abattent avec violence sur la ville, après avoir
exercé d'épouvantables ravages dans les hôpitaux,
qu'on est obligé d'évacuer.

Un jeune docteur, M. Tarnier, attaché naguère au
service de la Maternité, voulant apprécier la différence de la mortalité des femmes en couches dans
cet hôpital et à domicile, a constaté que, dans le 12ᵉ
arrondissement, la mortalité des nouvelles accouchées
était de 1 sur 328, tandis qu'à la Maternité elle avait
été en 1856 de 1 sur 19, et les chiffres reproduits à la
tribune de l'Académie de médecine, par M. Depaul,
n'ont pas été sérieusement contestés. Le contrôle en
est d'ailleurs facile, et il suffit de comparer à cet effet
les bulletins de décès de cet hôpital et ceux de la mairie.

M. Marc d'Espine, une autorité, déclare à son tour que la mortalité des femmes en couches à domicile en Angleterre, en Allemagne, en Autriche et en Russie, est de 5 à 8 pour 1000, et dans les maternités, de 15 à 115 en moyenne.

Quoi de plus net et de plus clair?

De grands efforts ont été faits sans doute pour empêcher le développement de ce mal; mais à quoi bon? La fièvre puerpérale n'a-t-elle pas résisté jusqu'ici à tous les travaux d'assainissement et à tous les moyens préventifs? — L'expérience, expérience cruelle! est donc depuis longtemps faite, et nous souhaitons vivement, dans l'intérêt des populations et pes pauvres femmes en couches, que le vœu de l'Académie de médecine, saisie récemment de cette question, et tendant à la suppression la plus prompte possible des maternités, dans leurs conditions actuelles, soit bientôt pris en considération.

Nous pourrions en dire autant du reste des hôpitaux et hospices, qui donnent une mortalité d'un tiers en plus sur celle de la ville, et auxquels on pourrait aisément substituer, en conservant toutefois ceux de ces établissements qui seraient nécessaires à la population flottante, et pour les opérations graves de la chirurgie, une large et intelligente assistance à domicile, beaucoup plus morale et bien autrement efficace. Je sais toutes les difficultés que soulève une aussi grave mesure, et ne les crois pas encore complétement résolues. Mais il est dans la nature des choses que l'hôpital, triste spécimen de la charité du moyen âge, disparaisse pour faire place à un mode d'assistance plus en harmonie avec nos idées et nos mœurs. De puissantes autorités, que ne sauraient contredire les amis de la famille, croient, ainsi que nous, cette réforme possible, et nous ne saurions trop féliciter l'administration d'être entrée dans la voie, très récemment inaugurée, de l'assistance à domicile, et ne pouvons que l'engager vivement à persévérer.

Quoi qu'il arrive, et pour en revenir aux effets de l'encombrement, nous ajouterons que le plus sûr moyen d'en prévenir les dangers consiste à élargir la sphère respiratoire de façon à pouvoir offrir à chaque individu 6 mètres cubes d'air frais par heure.

L'industrie et la science en donnent aujourd'hui la possibilité, et plusieurs grands établissements n'ont rien à désirer sous ce rapport ; cependant, la plupart de nos édifices publics, salles de concerts, théâtres, hôpitaux, écoles, etc., sont encore loin d'offrir ce précieux avantage d'une respiration libre et complète dans un air confiné.

Ainsi, il a été constaté que, dans l'ancienne chambre des députés, l'air contenait, après deux heures de séance, 25 dix millièmes d'acide carbonique au lieu de 4, et la salle de l'Opéra-Comique, 24 dix millièmes au parterre, et 43 dix millièmes dans la partie la plus élevée.

Dans une salle d'asile de la rue Neuve-Coquenard, l'air recueilli dans un préau couvert, où cent seize enfants avaient séjourné pendant trois heures, a donné 3 pour 1,000 d'acide carbonique, et la salle du Rosaire, à l'hôpital de la Pitié, contenait, au bout d'une nuit de clôture, 3 pour 1,000 du même gaz, c'est-à-dire beaucoup plus qu'il n'en faut pour rendre malades de pauvres enfants délicats et aggraver la position des malades en traitement.

XXVI

De l'altération de l'air par la combustion de la houille, du coke, du bois, de la chandelle, de la bougie, de l'huile et du gaz.

Est-il besoin de dire que la combustion de la houille, du bois, du coke, de l'huile et de la bougie dans une pièce où l'air n'est point renouvelé, ou ne l'est qu'incomplétement, contribue puissamment à vicier l'air atmosphérique? Toute combustion diminue nécessairement l'oxygène de l'air ambiant, et y introduit différents gaz impropres à la respiration. La combustion d'un kilogramme de bois à brûler exige 3 mètres cubes d'air, et celle de la même quantité de houille en exige 8 ou 9. Un kilogramme d'acide stéarique en brûlant peut répandre, dans une salle de 45 mètres cubes, plus de 4 mètres cubes d'acide carbonique. — Une chandelle de six à la livre absorbe le tiers de l'oxygène contenu dans 340 litres d'air, et dégage quatre fois autant d'acide carbonique; une bougie consomme le tiers de celui que contiennent 345 litres, et une lampe à gaz, le tiers de l'oxygène contenu dans 1680 litres.

Il faut s'éclairer pourtant et se chauffer, mais alors qu'on ne néglige pas de renouveler l'air fréquemment, que la houille soit substituée au coke, qui se consume davantage et répand dans l'air de l'appartement une poussière fine, dont l'action se fait bien vite sentir dans les bronches, et la bougie à la chandelle, car elle brûle plus complétement, et ses produits volatiles sont moins âcres et ses résidus charbonneux beaucoup moindres.

XXVII

De l'air vicié par les préparations du vin, du cidre, et par certaines
opérations domestiques.

Nous n'insisterons pas sur les altérations de l'air
par les préparations du vin, du cidre, de la bière,
qui dégagent, comme on sait, de l'acide carbonique.
Ce qu'il est important de savoir, c'est que ce gaz,
lorsqu'il forme seulement la cinquième partie de l'air
atmosphérique, asphyxie en quelques minutes, et
qu'il est toujours possible de prévenir les accidents
en ne multipliant pas trop les cuves, en entretenant
des courants d'air, et en ayant soin de ne jamais travailler isolément dans les celliers ni de baisser la
tête sur la cuve dans laquelle s'opère la fermentation.

Il est utile aussi de savoir que la combustion lente
du charbon, de la braise, produit les mêmes accidents d'asphyxie ; car ces corps, en brûlant, n'absorbent pas seulement de l'oxygène, mais dégagent aussi
du gaz acide carbonique et de l'oxyde d'azote, gaz
très délétère.

XXVIII

De l'action de l'oxyde de carbone, des chaufferettes et des poêles.

On pensait généralement, il y a peu d'années, que
l'acide carbonique dégagé pendant la combustion du
charbon était, dans ce cas, le seul gaz nuisible ; il est
à peu près démontré aujourd'hui que la mort est
généralement produite, dans ces circonstances, par
l'oxyde de carbone, qui s'en dégage également sous
l'apparence d'une petite flamme bleue.

3 ou 4 pour 100 de ce gaz suffisent à faire périr
un chien de forte taille, et il faut au moins 30 ou 40
pour 100 d'acide carbonique pour amener ce résul-

tat, ce qui prouve que les propriétés délétères de l'oxyde de carbone sont dix fois plus prononcées que celles de l'acide carbonique.

Il est donc prudent, si l'on veut éviter des accidents graves, de ne point allumer un réchaud dans un appartement clos, quel qu'il soit, ni de se placer dans le courant d'air, qui peut porter aux poumons le gaz oxyde de carbone très volatil; il faut se garder aussi de la dangereuse habitude de fermer, avant de se coucher, pour conserver la chaleur de son appartement, les soupapes des tuyaux de poêle ou de cheminée à la prussienne, car la braise peut amener des accidents analogues à ceux du charbon, et les victimes de cette imprudence sont beaucoup plus nombreuses qu'on ne pense.

La fonte neuve contient généralement 3 pour 100 de carbone. Or, il arrive que, lorsqu'on chauffe au rouge un poêle composé de cette matière, le carbone qu'elle renferme se combine avec l'oxygène de l'air, forme de l'oxyde de carbone, qui peu à peu agit sur le système nerveux, congestionne et assoupit, et provoque enfin une insensibilité générale qui peut se terminer par l'asphyxie.

Je me rappellerai toujours, pour mon compte, la triste fin d'un infortuné maître d'étude, qui, ayant été frappé d'insensibilité par le gaz oxyde de carbone que dégageait un poêle incandescent, eut les membres calcinés, et nous offrit, à l'hôpital de la Pitié, dans le service de Lisfranc, le douloureux spectacle d'un être vivant terminé, à partir du genou, par un squelette hideux. Toutes les parties charnues s'étaient détachées, et avaient mis à nu les os, que retenaient dans leur position naturelle les ligaments articulaires. Ce malheureux résista pendant huit jours aux ravages de cette affreuse brûlure.

On doit donc éviter de faire rougir ces sortes de poêles, surtout quand ils sont neufs et quand la pièce est étroite et non ventilée.

On a aussi l'habitude de noircir les poêles, quand ils sont vieux, avec du plomb ; c'est un danger à signaler. La mine de plomb contient 35 pour 100 de carbone sur 5 de fer, et ce carbone, en brûlant, produit de l'oxyde de carbone, qui est un poison.

Signalons, pour mention, le danger auquel on s'expose en ayant des fleurs dans un appartement, à cause de l'acide carbonique qu'elles dégagent. Il faut aussi éviter de coucher dans une pièce où serait étendu du linge mouillé.

XXIX

De la pression atmosphérique et de son action sur l'organisme.

Parlons pour mémoire de la pression atmosphérique et de son action. L'air est pesant, avons-nous dit ; un litre d'air sec pèse 1 gr. 29, et la colonne d'air supportée par chacun de nous étant de je ne sais combien de millions de litres (le calcul en est facile), il en résulte que l'homme, quelque léger que soit son bagage, ne porte pas moins de 15 à 16,000 kilogrammes sur les épaules.

Un savant du moyen âge (il en est encore plus d'un parmi nous) eût souri dédaigneusement et crié folie ! folie ! Les quinze mille kilogrammes sont pourtant une réalité.

Mais comment se fait-il, diront nos lectrices..., que l'homme n'en soit point écrasé ? Par la raison toute simple que si vous placez quinze mille kilogrammes sur le plateau d'une balance et quinze mille dans l'autre, les deux plateaux se feront parfaitement équilibre, par la raison très simple encore que, si deux hommes pèsent dans un sens et deux autres de force égale dans l'autre, l'objet à mouvoir restera immobile. Dans le corps de l'homme qu'enveloppe de tous côtés l'air dont la pression s'exerce dans tous les sens, se trouvent des liquides incompressibles et des gaz élastiques qui lui font équilibre ; et cette pression normale est tellement liée à la constitution de l'organisme que lorsqu'elle vient à diminuer subitement, comme il arrive dans l'expérience de la ventouse, les liquides et le sang affluent bientôt à la surface de la peau et transsudent par tous les pores.

Les phénomènes que provoque une ascension en ballon dans les hautes régions de l'atmosphère, à trois ou quatre mille mètres par exemple (Gay-Lussac est allé plus haut encore, 6,977 mètres, et le baromètre marquait 32 centimètres au lieu de 76), ou seulement sur les pics élevés des plus hautes montagnes, sont identiques au fond à ceux de la ventouse, ou se rattachent à la même cause, et s'expliquent par la rareté de l'air, dont la densité diminue à mesure qu'on s'élève plus haut.

La respiration devient plus fréquente, la circulation s'accélère, une lassitude presque insurmontable se déclare, le sang s'échappe par la bouche, les oreilles et les yeux, etc., et il est urgent de redescendre pour échapper à un péril imminent.

L'homme ne paraît pas pouvoir vivre ou s'acclimater au delà de certaines hauteurs, trois ou quatre mille mètres, et les religieux du mont Saint-Bernard, dont le couvent est à 2,000 mètres au-dessus du ni-

veau de la mer, meurent presque tous jeunes et phthi-
siques.

Un fait bien remarquable prouve, à cet égard,
combien sont puissantes les ressources de la nature,
et comment elle sait façonner l'homme graduellement
et l'harmoniser avec la nature extérieure.

Dans la Cordillère des Andes habite, depuis plusieurs siècles, une race d'hommes, celle des Quichuas
ou Incas, qui habite des plateaux élevés en moyenne
de 2,500 mètres au-dessus du niveau de la mer.

Obligé de vivre à cette hauteur, un habitant des
plaines en serait bien vite incommodé, car, l'air y
étant très rare, il en faut une plus grande quantité
pour fournir l'oxygène et les principes nécessaires à
la vie; la respiration doit donc être plus fréquente, et
cette fréquence de respiration détermine bien vite des
crachements de sang et des hémorrhagies.

Or, la nature a façonné peu à peu le corps des
Quichuas de telle façon qu'ils puissent vivre dans un
air raréfié sans en être incommodés; elle a dilaté chez
eux les cellules du poumon, aggrandi leur capacité,
développé le torse et allongé le buste sans toucher aux
extrémités inférieures. Ce qui frappe, en effet, dans
cette race, c'est le grand développement du buste,
bien supérieur à celui de l'Européen, et l'exiguïté
relative des jambes.

Dirons-nous que les variations barométriques su-
bites exposent à des accidents graves d'hémorrhagie,
d'apoplexie chez les personnes pléthoriques, rien n'est
plus certain. Mais comment s'y soustraire?

Le plus sûr en ceci, comme pour les intempéries
en général, serait de se fabriquer un bon organisme
bien résistant, de se faire petite-maîtresse le moins

possible, et la chose n'est pas aussi difficile qu'on le pense.

Quant à ceux qui n'estiment rien autant dans ce monde que la joie et les plaisirs, ils doivent s'estimer heureux, comme ce brave Lamettrie, disciple forcené d'Épicure, de finir par un bon coup d'apoplexie foudroyante, qui leur épargne la douleur ; mais l'hygiène n'a rien à voir avec ces gens-là !

XXX

De l'air humide, et de l'humidité des habitations.

L'air atmosphérique est toujours plus ou moins imprégné de vapeur d'eau, et cette vapeur, plus légère que l'air des couches inférieures, occupe une place intermédiaire entre les régions élevées et la surface du sol. Lorsque le temps est beau, la vapeur suspendue dans l'air est invisible et se perd dans le fond bleuâtre du ciel ; quand l'évaporation est trop considérable à la surface du sol ou que la température s'abaisse brusquement, la vapeur se condense, les nuages se forment et bientôt se résolvent en pluie.

L'inconvénient et les dangers de l'air froid et humide, particulièrement nuisible aux organisations faibles et débiles, aux enfants et aux malades, sont connus de tous et réclament de nombreuses précautions. Le froid humide glace nos membres, pénètre jusqu'à la moelle, comme on dit communément, et provoque chaque jour, chez les imprévoyants de tout âge et de tout sexe, une foule d'affections graves. Que de bronchites, pleurésies, phthisies, entérites, angines, croups, rhumatismes, ne reconnaissent pas d'autre cause que le froid humide et qu'auraient épargnés une flanelle et un caleçon de santé !

Voulez-vous avoir mon opinion bien nette à l'é-
gard de ce vêtement trop peu poétique, c'est que
l'éloignement qu'on a en France pour la flanelle en
général n'a pas le sens commun, et qu'il serait infiniment désirable que chacun pût s'armer d'octobre
en avril inclusivement d'un bon gilet de flanelle.
touchant immédiatement à la peau pendant l'humidité, placé sur la chemise par les temps secs, et
renouvelé tous les quinze jours.

Ce serait là une bien simple mais très merveilleuse
recette, mes chers lecteurs, cent fois meilleure, croyez-
le bien, que tant d'autres qui courent les rues, et
qui vous épargnerait, à vous et à vos enfants, si vous
avez le bonheur d'en avoir, bien des ennuis et surtout bien des drogues et des sirops, sans compter les
visites du médecin.

Les Anglais, qui sont nos maîtres en beaucoup de
choses, le savent bien et ne sont pas assez sots pour
faire d'une question de santé une question de ca-
price et de mode. Ils ont raison, ma foi, et avec notre prétention au bon sens, nous ne sommes bien souvent que des niais.

Que chacun, à sa manière, profite de l'exemple et
de la leçon que nous donnent parfois nos voisins
d'outre-Manche !

Pour n'être point humide, une maison devrait être
construite sur un sol déjà fait, à l'abri des infiltra-
tions souterraines, dans une bonne exposition, avec
des matériaux de choix et largement éclairée et aérée :
mais ceci regarde les propriétaires et les architectes.
et ne va pas précisément à notre adresse.

Pour être habitable, car les plâtres de bonne ou
mauvaise qualité suintent pendant longtemps, il se-

rait bon qu'un appartement neuf pût sécher pendant la belle saison, et qu'une loi interdît, comme à Turin, aux propriétaires de les louer dans les six premiers mois d'après leur construction ; mais mieux vaut encore passer la nuit au milieu des plâtres humides qu'à la belle étoile ou dans la boue et sous la toile goudronnée, comme on le voit à deux pas des plus beaux quartiers de Paris, dans un pays dont je donnerai l'adresse, si l'on veut, aux amateurs de curiosités sociales.

Je rappellerai, pour mémoire seulement, qu'ayant eu à soigner pour des douleurs articulaires et de paralysie de pauvres gens qui occupaient depuis très peu de temps des pièces nouvellement construites, il m'a paru assez intéressant de rechercher quelle quantité d'eau pouvait fournir, en un temps donné, une petite surface, quatre décimètres carrés environ, de plâtre humide que j'avais recouverts d'un globe de pendule, et je recueillis 40 grammes environ d'eau condensée dans l'espace de quinze jours, ce qui représente une évaporation de 3 kilogr. 600 gram. ou de 3 litres 1/2 environ pour une pièce de 3 mètres sur 4.

N'est-ce point assez pour provoquer les malaises que diverses personnes éprouvent, et cette action prolongée n'a-t-elle pas de quoi effrayer un peu, lorsqu'il est constaté que l'humidité est la source de plusieurs maladies constitutionnelles ?

Des vêtements chauds, un bon feu, soigneusement entretenu pendant le jour, une large aération et de bonnes couvertures pendant la nuit sont les plus sûrs préservatifs de l'humidité des plâtres, lorsqu'on est obligé de les subir.

CHAPITRE IV

DE L'ALIMENTATION ET DU RÉGIME.

XXXI

Toute manifestation de la vie est accompagnée d'une dépense de matière qui amène après elle un besoin de réparation, et rend l'alimentation nécessaire.

Chaque être trouve en lui-même, avons-nous dit, et dans la force qui lui est inhérente, la possibilité de vivre et de se développer ; mais, pour que ce développement s'accomplisse et que la vie ne soit ni empêchée ni troublée, il est indispensable que l'animal trouve en dehors de lui, comme jadis dans le sein maternel, les éléments nécessaires de son existence et de son développement.

Vivre, en effet, c'est assimiler pour dépenser et agir, ou plutôt la vie n'est en soi qu'un mouvement rapide et continu de renouvellement et d'élimination, et comme tout renouvellement suppose dans l'ordre physiologique ou vital, comme dans l'ordre mécanique, une dépense de matière ou de force, de même que la mise en activité d'une locomotive ou d'une machine quelconque suppose une dépense de calorique et de combustible, il est nécessaire que l'organisme dont la substance est entraînée dans cet incessant tourbillon, répare continuellement ses pertes, sous peine de souffrance et de mort.

Qui ne connaît, pour les avoir éprouvés, les symptômes qui accompagnent le premier besoin de réparation, et l'abstinence ou la soif trop longtemps prolongées? Ce n'est d'abord qu'un simple désir, qu'un aiguillon plus ou moins pressant; mais ce besoin, s'il n'est pas satisfait, provoque bientôt un sentiment de pesanteur et de contraction, des tiraillements douloureux dans la région de l'estomac, et des malaises indéfinissables qui amènent à leur suite une prostration des forces vives de l'économie, et, si l'abstinence se prolonge au delà de certaines limites, la composition des tissus ne tarde pas à s'altérer.

« Si la réparation manque pendant que la dépense continue, dit à ce sujet le savant M. Moleschott, dans son excellent petit livre de l'*Alimentation* (traduit par M. Flocon, ancien ministre de la République, aujourd'hui réfugié à Zurich), la composition des tissus s'altère bientôt, et le sang, qui emprunte non-seulement pour les tissus, mais aussi pour lui-même, fait banqueroute en quelques jours au plus, car l'oxygène, qui est un des agents de la vie et le principal agent de la décomposition des substances organiques, épuise ses ressources et le consume. »

Alors et en premier lieu disparaissent la graisse, dont les éléments, hydrogène et carbone, s'associent le plus facilement à l'oxygène, pour former de l'acide carbonique et de l'eau.

Après la graisse, disparaît l'albumine des tissus, et l'on voit progressivement s'atrophier les muscles, le cœur, la rate et le foie, où abonde cette substance. Le cerveau et les nerfs, composés d'albumine, de graisse et d'une assez forte proportion de phosphore, paraissent, il est vrai, résister à cette décomposition générale des organes; mais cette exception tient, autant qu'on peut le supposer, à la promptitude avec laquelle ces organes demandent aux autres parties du corps le remplacement de la substance dépensée.

XXXII

De la mort par la faim et la soif, et des signes qui l'accompagnent.

Quoi qu'il en soit, et pendant que s'effectue cette dépense de matière, qui entraîne après elle l'amaigrissement des organes et des tissus, des désordres nombreux manifestent au dehors les souffrances de l'économie.

La respiration devient pénible, la voix enrouée, la bouche amère, les mouvements difficiles. La lumière fait mal, un bruit trop fort devient insupportable, un rien éveille la colère, la faculté d'observation se trouble, et la mémoire s'affaiblit.

Aucun autre instinct ne subjugue plus misérablement l'esprit que la faim, et l'on a dit avec raison que le cœur et la tête de l'affamé étaient un désert. Combien de crimes détestables et rigoureusement punis ont eu la faim pour unique mobile! *Malesuada fames!* disaient les anciens, la faim est une mauvaise conseillère, et les anciens avaient raison.

Dans une période plus avancée, les muscles s'agitent de mouvements convulsifs, les membres semblent paralysés, la respiration devient pénible, les yeux se cavent et se ternissent, la sensation s'émousse, le jugement se trouble, et le malheureux, raidi et glacé, se débat contre l'agonie, qui souvent se termine par une suprême défaillance, précédée quelquefois d'un délire furieux.

Il résulte des expériences faites sur la durée vie des animaux et de l'homme, que les animau à respiration incomplète et à sang froid supportent le plus longtemps l'abstinence. Les serpents, par exemple, jeûnent parfois six mois de suite, et l'on a pu conserver des tortues et des poissons dorés une année entière sans nourriture. L'homme ne supporte pas généralement la faim et la soif plus de 7 à 8 jours, et il est rare qu'il y survive plus de 15. La faim seule est supportée plus longtemps, et l'on a vu des individus morts de faim et ayant pu étancher leur soif qui ont vécu plus de 50 jours. L'on a vu notamment à Toulouse, en 1831, un criminel condamné à la peine capitale se laisser mourir de faim pour échapper au bourreau, et il vécut 63 jours.

D'autres exemples démontrent aussi que la soif est plus difficile à supporter que la faim, et si l'on voit quelques personnes rester des jours entiers sans boire, c'est que tous les aliments, même les plus secs, contiennent une certaine quantité d'eau. Le sang et la plupart des tissus contiennent normalement de 70 à 8) pour cent d'eau; aussi les effets de la soif se font-ils promptement sentir par la sécheresse des lèvres, de la gorge et du palais; si ce besoin se prolonge, la membrane muqueuse rougit et bientôt après se gonfle, la langue échauffée se colle au palais, une respiration brûlante s'échappe en soupirs, la peau brûle, l'urine devient âcre et rare, le pouls s'accélère, la fièvre s'accroît, et l'infortuné, pour peu que cette privation se continue, meurt, au bout de 3, 4, 5 ou 6 jours, dans une sorte de transport furieux voisin de la rage, ou à la suite d'un abattement complet.

Il est donc indispensable que la dépense incessante que le mouvement de la vie détermine et provoque en dehors de tout exercice appréciable soit couverte, et lorsqu'il n'en est point ainsi, l'être dont la substance fondamentale est à peu près consumée s'affaiblit graduellement et s'éteint comme la flamme de la lampe dont l'huile est épuisée.

XXXIII

De l'alimentation suffisante, et de la quantité de matière alimentaire que doit consommer en moyenne un homme bien portant.

Il est difficile, sans doute, d'apprécier exactement les conditions de l'alimentation suffisante, car ces conditions varient suivant mille circonstances, qui dépendent de l'âge, du sexe, du travail, de la saison et du climat, et de la constitution propre de chaque individu; mais on peut établir en principe et poser comme une loi générale que l'alimentation doit être partout et toujours proportionnée à la dépense générale de l'économie.

Or, cette dépense, que la science a calculée avec un soin extrême, peut être évaluée chez l'homme adulte et bien portant à 13 ou 1,400 grammes de matière alimentaire en moyenne par jour, dont le premier tiers disparaît dans l'air expiré, dont le deuxième s'en va par les urines, et dont le troisième est abandonné chaque jour sous forme de transpiration cutanée et de matières excrémentielles, etc., etc., soit deux livres et un tiers de matière qui représentent une perte de 350 grammes de carbone par jour, 18 grammes d'azote, et 800 et quelques grammes d'eau, c'est-à-dire d'hydrogène et d'oxygène mêlés à des sels de soude et de chaux, au phosphore, au fer et au soufre, et à quelques autres substances qui entrent dans la composition des liquides et des sels de l'économie animale.

Cette perte devant être exactement compensée, il en résulte que la quantité de nourriture solide et d'eau doit être portée à **1,350** grammes en moyenne ; mais pour que le remplacement de la matière éliminée s'opère avec certitude, il importe qu'il y ait un excédant de carbone et d'azote dans la matière alimentaire proprement dite, et ce n'est pas estimer trop haut la proportion de chacun d'eux que de porter le carbone à 400 grammes et l'azote à 20 grammes par jour.

Or, 400 grammes de carbone et 20 d'azote correspondent assez exactement à 150 grammes de viande et 750 grammes de matière féculente sèche, en tout 900 grammes d'aliments secs, auxquels doivent s'ajouter 500 grammes environ de liquide ou un demi-litre d'eau.

Il faut donc rigoureusement estimer la consommation d'un adulte bien portant à 324 kilogrammes d'aliments secs par année, et telle est la véritable ration du soldat français, qui est exactement calculée sur la moyenne de ses besoins.

XXXIV

L'alimentation moyenne des classes laborieuses en France est d'un tiers au-dessous de la moyenne normale, et, dans un certain nombre de départements, la consommation moyenne n'est pas de 50 litres de blé par année et par tête.

La production agricole de la France étant assez exactement connue, on a pu facilement en déduire la consommation moyenne de chaque individu, et cette consommation est malheureusement inférieure, il faut le dire, à la consommation réglementaire du soldat, qui a été établie sur des bases scientifiques.

Il est constaté, en effet, que la consommation

moyenne d'un Français, toute population comprise, est de 220 kilogrammes d'aliments secs seulement au lieu de 324, et si l'on distrait de la population totale les enfants de moins de cinq ans, qui consomment beaucoup moins, et les malades, on arrive au chiffre maximum de 250 kilogrammes, qui présente un déficit de 70 à 75 kilogrammes par individu.

Cette consommation, qui correspond à 200 litres de blé, 100 de seigle, 28 de viande et 30 de pommes de terre, est très supérieure sans doute à celle du siècle dernier, et l'on ne saurait trop se féliciter d'un progrès qui a bien vite provoqué l'amélioration de la santé de la population en France ; mais elle est encore insuffisante, et si l'on remarque que les produits agricoles ne sont pas uniformément répartis sur toute l'étendue du territoire, que la consommation est relativement plus considérable dans la classe aisée que dans la classe pauvre, dans les villes que dans les campagnes, on concevra aisément que l'alimentation vraie d'une grande partie de la population soit de beaucoup inférieure à celle que nous avons indiquée.

Chose déplorable à penser, mais qu'il faut dire bien haut pour qu'on l'entende, une grande partie des habitants de notre France, qu'on dit être si riche et si éclairée, sont déplorablement nourris, à ce point que, dans beaucoup de départements, la consommation du blé atteint à peine 50 litres par habitant et par année.

Les dix départements de l'Allier, de l'Ardèche, de l'Ariége, de la Creuse, de la Loire, des Hautes-Alpes, de la Haute-Loire, de la Lozère, du Morbihan et des

Pyrénées-Orientales, peuplés ensemble de trois millions d'habitants, ne consomment pas au delà de 1,500,000 hectolitres de blé par année, et, parmi ces derniers, la Creuse, la Haute-Loire et la Lozère, peuplés ensemble de sept cent trente mille âmes, consomment à peine 180,000 hectolitres de blé par année. C'est moins de 25 litres par année et par habitant. Dans le Cantal, c'est pis encore, et la consommation moyenne est de 18 litres; 18 litres de blé, ni 50, ni 100 ne sauraient suffire, sans doute, à faire vivre un individu pendant un an; aussi les populations y suppléent-elles par l'usage de l'orge, du seigle, de la châtaigne et du sarrasin! Mais ces denrées ne sauraient, dans aucun cas, remplacer complétement la plus nutritive des céréales, et la santé des populations en souffre cruellement.

XXXV

Désastreuse influence d'une alimentation insuffisante sur la santé et l'état général des populations.

S'il est aujourd'hui une vérité démontrée, c'est qu'une insuffisante nourriture, pour peu qu'elle se répète et se prolonge, exerce la plus déplorable influence sur la santé et la vigueur des populations.

Chez l'enfant, elle enraye la croissance et le développement naturel des organes, appauvrit l'organisme, qui, peu à peu, se dégrade, et provoque, par l'usage habituel d'aliments grossiers et d'une difficile élaboration, des inflammations chroniques qui sont une des causes les plus fréquentes de maladie et de mort. Chez l'adulte, elle épuise peu à peu les forces vives de l'économie, anéantit l'énergie physique et engendre un état de faiblesse et de débilité générale qui prive l'homme de ses moyens d'action et de ses facultés, le rend incapable d'efforts soutenus et le fait victime de toutes les causes de maladies qui rencontrent dans son organisme affaibli un terrain préparé.

C'est ce qui fait que la mortalité est relativement très considérable dans la campagne et dans les villes jusqu'à l'âge de dix ans, et que plusieurs contrées de la France se trouvent dans l'impossibilité de fournir au recrutement annuel de l'armée leur contingent d'hommes valides et aptes au service ; et c'est par la même cause que les années de disette fournissent constamment un chiffre de décès considérable et qu'en même temps le nombre des naissances diminue dans de très fortes proportions.

C'est ainsi que l'année 1817, signalée par la cherté excessive des grains et par une crise alimentaire des plus graves, fournit un contingent de naissances beaucoup moindre que dans les années qui précèdent et qui suivent, et que, dans les tristes et calamiteuses années de 1854 et 1855, le nombre des naissances a considérablement diminué, tandis que les décès ont surpassé de plus de 100,000 celui des naissances.

XXXVI

Influence de la disette et de la cherté des substances sur les naissances et les décès.

Le lecteur en jugera par la comparaison, basée sur les documents officiels, que nous avons faite des naissances et des décès pendant les deux dernières années, avec les naissances et les décès correspondants de deux années prises au hasard dans la période qui précède.

Total des naissances ·

En 1854   923,461 } Soit 1,813,020 naissances.
En 1855   889,559

Total des naissances :

En 1845   992,033 } Soit 1,955,005.
En 1850   962,972

Différence en moins : 141,985.

Total des décès :

En 1854   992,779 } Soit 1,929,612.
En 1855   936,833

Total des décès :

En 1845   754,701 } Soit 1,530,354.
En 1850   775,653

Décès en plus : 399,258.

Il est donc né en moins, d'une part, 141,985 indivi-dus, et décédé en plus, de l'autre, 399,258, ce qui fait un total de 541,243 que la France a perdus pendant ces deux sinistres et désastreuses années.

Il est vrai que la guerre de Crimée et le choléra ont fourni à la mortalité que nous venons de signaler un contingent considérable (140,000 environ).

Mais en admettant que ce fléau destructeur et la guerre soient entrés pour une très large part dans le chiffre des décès constatés, il va de soi qu'ils n'ont pu que très faiblement influer sur la diminution des naissances, et si l'on rapproche cette perte énorme que nous avons signalée et dans laquelle entre pour beaucoup la cherté exceptionnelle des subsistances, des exemptions nombreuses que prononcent chaque année, pour vice ou faiblesse de constitution, les jurys de révision, on ne saurait trop se préoccuper d'une situation qui tend manifestement à s'aggraver depuis quelques années, et qui peut compromettre, dans un avenir plus ou moins éloigné, les forces vives de la France.

Devra-t-on en conclure avec certaines gens que l'idée de progrès horripile, ou bien avec la feuille la plus influente et la plus répandue de la Grande-Bretagne, que la race dégénère dans la vieille terre des Gaules, et que la France, parvenue au faîte de sa grandeur et de sa puissance, marche à grands pas vers sa décadence et se meurt d'étisie et de marasme? Ce sont là bien évidemment des exagérations outrées, bonnes tout au plus à caresser les vieilles rancunes de John Bull et des marchands de la Cité de Londres; et les sinistres prédictions du *Times*, qui fut parfois mieux inspiré, n'ont rien qui nous effraye; mais il ne faut pas qu'un amour-propre national aussi vain que ridicule, et qui n'est pas le moindre de nos travers et de nos faiblesses, nous fasse tomber dans un excès contraire et nous berce tristement, à deux pas de la misère et de la faim, de la douce quiétude qu'éprouve, après un large et copieux dîner, le chanoine classique content de lui-même et de sa digestion.

Je préfère, pour mon compte, les rudes avertissements et les sarcasmes intéressés du *Times* aux hosannah des satisfaits, et pense qu'il n'est pas de pires maux que ceux qu'on ne veut pas s'avouer à soi-même, ou qu'on feint de méconnaître.

Or, ce qu'il y a de vrai dans notre situation, et que tous les hosannah du monde ne doivent pas nous faire perdre de vue, c'est qu'une fraction considérable de la population française, quoiqu'elle soit d'ailleurs beaucoup mieux partagée que beaucoup d'autres que le *Times* doit particulièrement connaître, manque du nécessaire et ne vit qu'en trompant ses besoins les plus légitimes, en substituant le sarrasin, l'orge, la châtaigne et le maïs aux céréales vraiment nutritives, et que cette population est celle qui paye un large tribut aux maladies et à la mort.

Je sais bien qu'une doctrine économique célèbre, celle de Malthus, qui a été fort goûtée jadis en Angleterre et en France, répond à ces faits douloureux par un axiome commode et sans réplique, et prétend que, la population devant être en raison directe de la production, et s'accroissant dans une proportion supérieure à celle-ci, il est dans l'ordre de la nature que la peste, la guerre ou les maladies viennent enlever l'excédant de la population et rétablir l'équilibre. Mais qui empêche d'accroître la production? Et à supposer que la production actuelle de la France ne suffise point à nourrir convenablement sa population de 36,000,000 d'âmes, ce que je ne crois pas, doit-on vraiment se tenir pour satisfait et s'en remettre à l'intervention des fléaux les plus redoutables, alors qu'il est archidémontré que le sol de notre pays, cultivé comme celui de l'Angleterre ou de la Belgique, peut aisément nourrir une population de 80 millions d'habitants?

Il y a donc quelque chose à faire, et tout n'est pas pour le mieux, ainsi que le voulait ce bon docteur Pangloss, dans le meilleur des mondes possible.

XXXVII
Des qualités indispensables de la matière alimentaire.

Toute substance, pour être alimentaire ou nutritive, doit être assimilable; et elle est assimilable lorsqu'elle peut se convertir en parties substantielles du sang.

C'est au sang, en effet, que les organes et les tissus empruntent les éléments de leur réparation incessante et de leur nutrition, et c'est à lui que doivent nécessairement aboutir toutes les substances qui doivent participer à la composition et à la réintégration de l'organisme.

XXXVIII

De la composition du sang et des tissus.

Le sang et l'eau forment les quatre cinquièmes du poids humain, et 1000 parties de sang contiennent, d'après les analyses qui en ont été faites :

Albumine.	67
Globules sanguins. . .	131
Fibrine.	2
Graisse.	3.5
Chlorures et sels. . . .	7.5
Eau.	789
Total. . . .	1000.0

L'albumine qui entre dans la composition du cerveau et des nerfs, du cœur, du poumon et du foie, et de la plupart des organes, est représentée, dans sa forme élémentaire la plus connue, par le blanc de l'œuf, qui est blanc, visqueux, coagulable à la chaleur. Elle est composée d'oxygène, d'hydrogène, de carbone, d'azote et d'une faible quantité de soufre ou de phosphore.

La fibrine qu'on rencontre en dissolution dans le sang, et qui forme la base de la chair et des muscles, a la même composition que l'albumine, dont elle n'est qu'une transformation.

La graisse, il y en a de plusieurs sortes, est un composé ternaire d'oxygène, d'hydrogène et de carbone.

Les globules colorés consistent en corpuscules ovalaires formés d'une membrane albumineuse transparente, et d'un contenu liquide de graisse, d'albumine et d'une matière colorante, l'hématosine, à laquelle le fer paraît donner sa couleur.

Parmi les sels du sang prédominent le phosphate et le bicarbonate de soude. Mais le sel de cuisine ou le chlorure de sodium est la plus abondante des matières inorganiques qui s'y trouvent.

XXXIX

De la richesse des principes alimentaires, et des aliments nutritifs.

La composition du sang étant connue, il en résulte que toute substance, pour être alimentaire, doit contenir, sous une forme assimilable, de l'albumine, de la fibrine, de la graisse, des chlorures et des sels, ou qu'elle doit pouvoir se transformer en l'un ou l'autre de ces principes alimentaires, et qu'elle est d'autant plus nutritive qu'elle en contient davantage et se rapproche plus de la composition du sang.

C'est ainsi que le lait, la viande et le pain, qui contiennent de l'albumine, du sucre, de la graisse, des sels... et la plupart des éléments du sang, sont de toutes les substances alimentaires les plus nutritives, et qu'elles sont en même temps les plus digestibles, parce qu'elles se rapprochent dans leur composition de celle du sang.

Il en résulte aussi que ni l'albumine, ni la fibrine, ni la graisse, ni les sels, pris isolément, ne peuvent alimenter l'organisme et réparer ses pertes, et que la vie ne peut être entretenue que par la réunion de ces différentes substances.

XL

De la digestibilité des aliments.

L'aptitude des aliments à être digérés est d'autant plus grande que leurs principes sont plus facilement solubles dans les liquides digestifs, et qu'ils sont plus aisément transformables en parties substantielles du sang.

Si donc deux substances offrent la même facilité ou la même difficulté à se dissoudre, celle qui aura la plus grande analogie avec la substance du sang sera la plus digestive, et réciproquement.

Mais si ces deux principes alimentaires présentent, avec les substances du sang, la même analogie, le plus facilement soluble sera le plus digestible.

L'albumine, par exemple, et la fibrine se rapprochent également du sang, car l'une et l'autre y sont contenues ; mais comme l'albumine se dissout dans les liquides digestifs plus facilement que la fibrine, celle-ci est plus difficile à digérer.

Il suit de là aussi que toute substance qui, pour se changer en partie substantielle du sang, est obligée de passer par une série de transformations et de subir une longue élaboration, est moins digestible que celle dont la transformation est directe ou plus immédiate.

C'est ainsi que la fécule qui, pour se changer en partie substantielle du sang, doit se transformer d'abord en dextrine, puis en sucre, en acide lactique, en acide butyrique et en graisse, est moins digestive que chacun de ces composés ; que la dextrine est

moins digestive que le sucre, le sucre que l'acide lactique, celui-ci que l'acide butyrique.

Ainsi, la digestibilité d'un aliment doit s'entendre
du degré de promptitude avec laquelle ses principes
se changent en parties substantielles du sang, et sa valeur nutritive dépend de la quantité. de principes
alimentaires qu'il apporte à ce réservoir de la vie.

Ceci posé, nous pouvons désormais aborder l'histoire
des aliments dont l'homme fait usage pour vivre et
réparer ses pertes.

XLI

Des aliments en général et de leur classification par la chimie.

La chimie a cru pouvoir fixer la nature et la division des aliments, qu'elle a classés en aliments inorganiques, tels que l'eau et les sels; en aliments organiques non azotés ou respiratoires, tels que la
graisse, la fécule, la gomme, les sucres ; et en aliments organiques azotés ou plastiques, tels que la
chair et le sang des animaux, et la fibrine, la caséine
et l'albumine animales et végétales.,. Cette classification est très exacte au point de vue de la chimie, et
nous aurons l'occasion de rappeler plus d'une fois la
composition binaire, ternaire, ou quaternaire des aliments ; cependant, elle est beaucoup moins exacte
sous le rapport physiologique, et nous traiterons successivement, pour simplifier la matière, des aliments
solides et des boissons.

XLII

Des aliments solides et de la viande de bœuf.

La chair de bœuf peut nous donner une idée claire
de la composition des autres viandes. Elle contient un

mélange de corps albumineux, de graisses et de sels
largement imbibés d'eau, c'est-à-dire la plupart des
éléments du sang, et elle peut seule suffire, pendant
un certain temps, à la réparation des pertes de l'économie et à l'entretien de la vie.

Les substances albumineuses de la chair du bœuf
contiennent de l'oxygène, de l'hydrogène, du carbone,
de l'azote et du soufre, et sont représentées : 1° par
les fibres les plus ténues de la chair (fibrine) ; 2° par
la gelée qui remplit leurs intervalles (albumine propre) ; 3° par les membranes qui les enveloppent et se
convertissent en gélatine. Mais on y trouve en outre
du chlorure de potassium et du phosphate de potasse,
qui sont les substances inorganiques particulières à
la chair. Ces substances suffiraient seules à distinguer
la chair du sang ; car, tandis que, dans le sang, la
soude surpasse dix-neuf fois la potasse, elle est à peu
près trois fois moindre que la potasse dans la chair
du bœuf.

L'eau forme, en moyenne, les trois quarts de son
poids.

XLIII

Des phénomènes qui accompagnent la cuisson du bœuf, et de ses
divers modes de préparation.

Si l'on met une tranche de bœuf dans l'eau bouillante, et qu'on l'y laisse un temps suffisant, les substances albumineuses se coagulent, et la fibrine se
transforme en deux nouvelles combinaisons, dont
l'une est soluble et l'autre ne l'est pas.

Les parties qui ont l'apparence de colle se trans-
forment en gélatine, les graisses se fondent, et les sels
solubles, de même que l'acide lactique, auquel le suc

de la viande doit ses propriétés acides, passent dans l'eau.

Comme l'albumine se coagule promptement à l'eau bouillante dans les couches extérieures de la viande, elle forme une enveloppe difficilement perméable; aussi, la plus grande partie des principes solubles restent dans la viande, qui abandonne à l'eau très peu de ses parties, et conserve non-seulement sa valeur nutritive, mais son arome spécial.

Il faut donc avoir le soin, quand on veut préparer une viande succulente, savoureuse et nourrissante, de faire bouillir l'eau avant d'y plonger la viande.

Il n'en est plus ainsi quand il s'agit de préparer un bouillon fortifiant; car, si l'on place le morceau de viande dans l'eau froide, que l'on fait chauffer lentement, les principes alimentaires solubles se séparent avant que l'albumine soit coagulée; celle-ci même passe dans l'eau sous la forme d'un extrait soluble, qui, réuni à celui de la fibrine des muscles, à l'acide lactique, aux sels et à la partie colorante du sang, et aux graisses non dissoutes qui forment ce qu'on appelle vulgairement les yeux du bouillon, donnent un composé aussi fortifiant que savoureux.

En général, le bouillon est d'autant plus savoureux et la viande plus dure et plus dépourvue de sucs nutritifs qu'on les a fait chauffer plus lentement, et que l'action de l'eau bouillante a été plus longtemps prolongée.

Et c'est ce qui explique pourquoi le rôti cuit à la broche et saisi par la chaleur incandescente du foyer est toujours préférable à celui qu'on prépare au four ou à la vapeur chaude, dont les sucs, mêlés à l'eau de composition, s'échappent peu à peu. L'albumine se coagule, en effet, sous l'action d'un foyer ardent, dans les couches extérieures, qui, par la décomposition de la partie colorante du sang et par la formation de substances empyreumatiques, prennent une couleur brune poussée jusqu'au brun noir.

XLIV

De la viande de vache, de mouton, de porc, et de la chair de poisson.

La chair de la vache n'est point inférieure en soi à celle du bœuf; mais, comme il entre dans les habitudes de nos agriculteurs de l'exploiter comme laitière, et de ne la livrer à la boucherie que le plus tard possible, elle perd en chair et en graisse ce qu'elle donne en lait, et de là vient que sa chair, qu'on pourrait aisément améliorer avec un peu plus d'entente et de soins, est réellement plus coriace et moins substantielle que celle du bœuf.

La chair du mouton est assez analogue, sous le rapport des principes alimentaires, à celle du bœuf ; mais sa chair est plus solide et contient plus de stéarine.

La chair du porc est plus riche en graisse, mais plus pauvre en substances albumineuses et d'une digestion plus difficile.

L'eau forme les trois quarts du poids de la chair des mammifères et les quatre cinquièmes de celle des poissons. Celle-ci, ordinairement blanche, contient peu de sang, peu de fibrine du tissu gélatineux, et surtout une graisse phosphorée très abondante.

XLV

Des modifications qu'éprouve la chair des animaux en raison de l'âge et de l'alimentation.

La chair des jeunes animaux est plus pauvre en fibrine, et plus riche en albumine soluble, en tissus gélatineux et en eau : elle est donc plus digestive et convient aux estomacs fatigués. Le goût spécial qu'a la chair de plusieurs d'entre eux dépend bien souvent de leur genre d'alimentation. Le goût des baies du genévrier se retrouve, par exemple, dans la chair de la grive, et la graisse des porcs nourris de fruits n'a pas le goût que nous lui connaissons. Les perdrix perdent leur saveur si on les enferme et si on les nourrit comme les poules, et le canard domestique maigrit et prend le goût du sauvage quand on le rend à la liberté. Ce sont là des faits qui s'expliquent d'eux-mêmes, et qui, s'ils n'ont pas une grande importance pratique (nous n'avons point à faire ici, comme feu Brillat-Savarin, l'hygiène des gourmets), peuvent du moins appeler notre attention et celle des conseils de salubrité sur le mode d'alimentation qu'emploient, à Paris et ailleurs, au détriment de la santé publique, certains nourrisseurs trop avides.

S'il est vrai, en effet, que la plupart des animaux domestiques ou sauvages s'imprègnent, ainsi que le constate l'arome spécial de leur chair, de la propre substance de leurs aliments, il doit n'être pas sans inconvénient, au point de vue de l'alimentation et de la santé publiques, de nourrir des animaux destinés à la consommation de détritus et de viandes corrompues; c'est ce qui a lieu pourtant dans la banlieue de Paris, où sont exploitées, par les éleveurs de porcs et de volailles, les viandes provenant des équarissages et des voiries, et les expériences qui ont été faites très récemment sur la rapide putréfaction de la chair des animaux ainsi nourris ne permettent pas de tolérer plus longtemps ce honteux trafic.

Nous serons beaucoup moins explicite à l'égard de

l'abattage et de la mise en circulation, par la boucherie parisienne, de la chair des animaux qui portent en eux le germe de maladies graves ou qui en sont depuis longtemps infectés. Toutefois, et sans qu'il soit jusqu'ici parfaitement établi que ces viandes aient quelques propriétés nuisibles, nous ne saurions, en principe, les regarder comme absolument inoffensives, et nous empêcher de déplorer que les trois quarts des vaches des nourrisseurs, affectées, comme chacun sait, de phthisie ou de scrofules, soient livrées à la boucherie sans examen et fournissent à la population une viande peu sûre, après lui avoir pendant bien longtemps procuré un lait équivoque.

Rien ne justifie jusqu'ici, je l'ai déjà dit, la prohibition de ces sortes de viande, et la théorie seule s'élève contre elle ; quel est le père de famille pourtant qui, devant choisir une nourrice à son enfant, consentirait volontiers à prendre une phthisique ?

XLVI

Du foie, de la cervelle, des rognons, du poumon, de la rate et du riz de veau.

Le foie, la cervelle, les rognons, la rate, se rapprochent beaucoup de la viande par leurs propriétés et se distinguent par leur richesse en albumine soluble, qui est d'une digestion facile ; le poumon, dont la trame est gélatineuse et fibreuse, l'est beaucoup moins ; le riz de veau, beaucoup moins nourrissant que la viande, est aussi composé de beaucoup de tissu gélatineux, et convient moins aux estomacs fatigués qu'on ne le suppose généralement. Le foie et la cervelle contiennent, en outre, une grande quantité de graisse phosphorée.

Les principes alimentaires azotés sont représentés, dans les os, par le tissu gélatineux, et, quoiqu'on ne puisse plus douter que la gélatine ne se transforme en albumine, cette transformation s'opère avec trop de lenteur pour que les os seuls puissent former un aliment convenable. Les os ne manquent ni de graisse ni de sels; mais, comme ceux-ci ne passent qu'en partie dans les tablettes que l'on fait avec la gélatine des os pour en préparer des bouillons, l'usage de ces tablettes, comme aliment principal, est doublement récusable.

« Ce que l'on vend en France sous le nom de tablettes de bouillon, dit à cet égard M. Moleschott, n'est autre chose que de la gélatine, un produit difficilement digestible, peu nourrissant, et, par conséquent, plus digne de blâme que d'encouragement. Point d'économie plus voisine de la prodigalité que celle des ménagères qui, pour épargner la viande, font de la soupe avec ces tablettes, car ce bouillon ne répare pas les dépenses du corps, et, ainsi, à une dépense inévitable de la bourse, se joint un inévitable appauvrissement du sang. »

L'expérience a d'ailleurs constaté que les chiens nourris exclusivement de gélatine mouraient d'inanition dans l'espace d'un mois, et c'est ainsi que la science nous a très heureusement édifiés sur le beau rêve de quelques philanthropes qui tentèrent jadis de soumettre la population de nos hôpitaux au régime du bouillon de gélatine, et de généraliser l'emploi des merveilleuses tablettes.

XLVII

Des qualités nutritives de la viande. — Toute dépense musculaire
considérable et fréquemment répétée, exige une consommation
régulière de viande.

La chair fait la chair plutôt que le sang, parce que
la potasse, qui prédomine dans la fibre des muscles,
la distingue du sang, qui est plus riche en soude; —
et, tandis que le sang contient beaucoup plus d'albumine que de fibrine, la chair contient beaucoup plus
de fibrine que d'albumine : la viande est donc beaucoup plus propre à réparer les pertes de nos muscles
que celles du sang. Il en résulte qu'avec une nourriture composée principalement de viande, la fibrine
passe en plus grande abondance dans le sang, et que
la vigueur des muscles en est considérablement accrue.

C'est ainsi que les peuples qui vivent à peu près
exclusivement d'une nourriture végétale sont faibles
et débiles, et sans énergie morale. L'Indou des castes
inférieures, qui vit, ainsi que sa famille, de quelques
poignées de riz, est dans l'état physique le plus misé-
rable, et rien ne saurait être comparé à son apathie
morale; la guerre actuelle en est la preuve, et, quoiqu'elle ait été bien vivement sollicitée à prendre part
à la lutte, la caste innombrable des parias et des soudras, qui eût pesé d'un si grand poids dans la balance,
manquant de sang et d'énergie morale, est restée in-
différente et apathique, et rien n'a pu l'arracher à
cette léthargie morale qui est le signe caractéristique
de la dégénérescence des races.

Qui ne connaît la paresse et la lâcheté proverbiales
du lazzarone napolitain, qui s'endort sur le môle en
digérant son macaroni, qui se complaît dans son as-

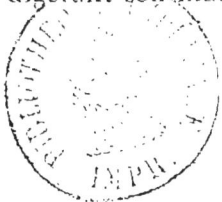

servissement, comme la bête immonde dans la fange et dans la boue, et qui n'a d'entrailles, lorsqu'il se réveille, que pour saint Janvier et pour Bomba!

Et l'Arabe, dira-t-on, manque-t-il aussi de muscles et d'énergie? Non, sans doute; mais l'Arabe a son pilosch favori, et, tout Arabe qu'il est, l'habitant du Tell et de l'Atlas consomme plus de viande, le fait est certain, que les trois quarts de nos paysans de France.

Quant à ce qui concerne la question du travail et la quantité des forces disponibles, le problème est depuis longtemps résolu, et l'expérience a démontré que la supériorité physique de l'ouvrier anglais, fortifié par son roastbeef, tient à son alimentation largement réparatrice et nutritive.

On lit, à ce sujet, dans divers traités, que le fait fut vérifié naguère, dans une usine de Charenton, où étaient occupés un certain nombre d'ouvriers anglais et français. Les uns et les autres travaillant en nombre à peu près égal dans des ateliers différents, le chef de l'établissement fut bien vite frappé de l'infériorité réelle des ouvriers français et de leur moindre production de travail. Ne sachant à quoi l'attribuer, car ils étaient également vaillants, il s'informa en dernier ressort de leur alimentation, et apprit que l'ouvrier anglais consommait en moyenne deux fois plus de viande que l'ouvrier français.

Convaincu que cette différence d'alimentation était pour beaucoup dans la différence du travail, il augmenta, dans une égale proportion, la ration de viande de l'ouvrier français, et le travail commun fut, au bout d'un certain temps, parfaitement équilibré.

On peut donc conclure que, si l'usage habituel de la viande est toujours nécessaire, aussi bien chez l'enfant que chez le vieillard, chez l'homme du Nord que chez l'habitant des plaines du Sahel, pour donner à l'organisme le ton et la vigueur nécessaires, une nourriture animalisée est indispensable à l'ouvrier des campagnes et des villes, qu'un labeur journalier soumet à une dépense continuelle de forces musculaires.

La viande seule peut réparer ses pertes et lui permettre d'emmagasiner des forces pour le travail du lendemain.

Le grand combat du travail et de l'industrie, beaucoup plus intéressant que les luttes sanglantes des César et des Alexandre, exige, comme elles, une restauration suffisante. Le soldat, quelque courageux qu'il soit, se bat mal lorsqu'il est à jeun, et le plus intrépide pur-sang ne fournit qu'une très modeste carrière après un long jeûne. Le travailleur ne jouit, à cet égard, d'aucun privilége, et le rapport de l'alimentation et du travail est tel, qu'on pourrait, comme on l'a déjà fait en Angleterre pour l'industrie, en ce qui concerne la houille, mesurer la vigueur musculaire et la force productive d'un peuple par la quantité de viande qu'il consomme annuellement.

Il est donc important de développer et d'accroître la production et la consommation de la viande, et il peut n'être pas sans intérêt de rechercher, à ce point de vue, dans quelle proportion s'est accrue la consommation de la viande en France, et quelle est actuellement la consommation moyenne.

XLVIII

.

De la consommation moyenne de la viande en France.

La consommation moyenne de la viande, en France, était de 18 kilogrammes par année et par tête en 1780.

Nous la retrouvons de 18 kilogrammes en 1815, et elle est aujourd'hui de 28 kilogrammes en moyenne.

La consommation de la viande s'est donc accrue de 10 kilogrammes par tête en moyenne depuis le dernier siècle. C'est là sans doute un progrès dont nous devons nous féliciter, mais il n'en résulte pas que la consommation ait atteint le chiffre normal.

Si l'on prend pour base, en effet, la consommation réglementaire du soldat, qui est de 150 grammes par jour, chaque individu devrait consommer 54 kilogrammes de viande par année, ce qui fait à peu près le double de la consommation actuelle.

Autre remarque non moins importante, c'est que la consommation de la viande, qui s'est accrue en moyenne, a baissé depuis lors à Paris et dans la plupart des grands centres industriels.

Il résulte, en effet, d'un travail sur les subsistances, de Lavoisier, que la consommation était, en 1789, pour Paris, de 78 kilogrammes par homme et par année, et elle n'est plus aujourd'hui, au dire de M. Moreau de Jonnès, que de 39 kilogrammes, ce qui fait une diminution de 39 kilogrammes en moins, qu'on doit attribuer à l'insuffisance des salaires, sans doute, mais encore à l'enchérissement que provoquent une pléiade d'intermédiaires avides, et à l'augmentation progressive des octrois, qui atteignent ainsi directement un objet essentiel de consommation et en restreignent l'emploi.

« Les octrois ont une influence fâcheuse sur la nourriture du peuple, dit à cet égard M. Lévi, inspecteur général du service de santé, membre du conseil impérial de l'instruction publique, et ancien président de l'Académie de médecine, dans son traité classique d'hygiène, ils aggravent les effets dépopulateurs de l'enchérissement du prix des vivres, et ils réduisent dans tous les temps la proportion de nourriture animale qui entre dans le régime des classes pauvres... »

« Et cependant, la santé et la vigueur des populations exigent qu'elles consomment une certaine moyenne de viande ; mais comment cette condition d'hygiène sera-t-elle remplie, si la charge des octrois s'oppose à ce que les prix de vente se nivellent avec ceux des marchés d'approvisionnement? »

« Sans doute l'impôt est une nécessité sociale ; mais c'est ici le cas de rappeler les paroles de Montesquieu : Il n'y a rien que la sagesse et la prudence doivent plus régler que cette portion qu'on ôte et cette portion qu'on laisse aux sujets. Or, quel impôt plus irrationnel et plus désastreux que celui qui, abaissant la puissance productrice du pays, accroît les charges de la société par l'augmentation des chances de maladie, et diminue la valeur de la population par la succession plus rapide des générations? »

Le tableau suivant, que nous empruntons au même auteur, prouve que la consommation de la viande a diminué partout où les droits d'octroi ont été augmentés, et qu'elle s'est accrue partout où les droits ont été réduits :

Consommation moyenne de la viande de boucherie par tête d'habitant.

DÉPARTEMENTS.	1816.	1833.	OCTROIS.		DIFFÉRENCE DE CONSOMMATION.	
			DIMINUTION DE	AUGMENTATION DE	EN PLUS.	EN MOINS.
	kilogr.	kilogr.	fr.	fr.	fr.	fr.
Finistère.	65 »	72 30	9 82 à 9 79	. . . .	7 30	. . . .
Morbihan.	45 97	39 32	. . . .	9 » à 11 68	. . . .	6 65
Loire-Inférieure. . . .	31 72	32 51	» à 23 »	. . . .	0 79	. . . .
Indre-et-Loire. . . .	43 60	55 14	9 90 à 9 »	. . . .	11 54	. . . .
Charente.	50 54	45 15	. . . .	11 66 à 13 08	. . . .	5 36
Basses-Pyrénées. . . .	79 80	55 60	. . . .	9 » à 19 40	. . . .	24 20
Seine (Paris). . . .	98 22	63 67	. . . .	34 60 à 42 »	. . . .	34 55
Yonne.	34 25	41 92	10 60 à 10 »	. . . .	7 67	. . . .

Il s'en faut d'ailleurs que Paris, qu'on se plaît à appeler la capitale de l'Europe, et qui mérite ce titre à plus d'un égard, fournisse à ses habitants les ressources alimentaires qu'on rencontre dans d'autres capitales, car elle occupe à peine le cinquième rang en ce qui concerne la consommation de la viande.

Cette consommation est à

Vienne de **78** kilogr. par habitant et par année.

Londres de 54   —

Berlin de 49   —

Bruxelles de 45   —

Paris de 39   —

Il paraît pourtant que ce dernier chiffre, qui nous reporte à une statistique déjà ancienne, est de beaucoup trop faible; c'est, du moins, ce qui résulte des relevés plus récents de l'*Annuaire du Bureau des longitudes*, qui porte à **72** millions de kilogrammes environ la consommation annuelle de la viande à Paris, en 1856, et à **49** kilogrammes la consommation moyenne de chaque individu.

M. Husson, chef de division à la préfecture de la Seine, dans son livre sur la consommation de Paris, porte celle du pain à **184.556** millions de kilogram.

de la viande à.   62,515   —

du poisson à.   9,937   —

du beurre à.   10,198   —

Il est bon que l'on sache, du reste, et l'on ne saurait trop insister à ce sujet, que ces moyennes générales, qui indiquent très exactement les progrès accomplis d'une époque à une autre, et le degré de richesse ou de prospérité relatives des peuples pris en masse, ne peuvent représenter à aucun titre la consommation individuelle moyenne. Le simple bon sens fait assez comprendre que cette consommation subit, en raison de la position des individus et des familles, les plus grands écarts, et que, sur un groupe de 100 individus, composés de riches ou de pauvres, 20, 30 ou 40 riches pourront, suivant les circonstances, consommer autant que 20, 60 ou 70 pauvres, et au delà.

Les économistes estiment assez généralement, à ce point de vue, que la population totale de la France se divise en deux groupes principaux, dont l'un, composé des grands et moyens propriétaires, des capitalistes et des industriels, etc., comprend une population de 12 millions d'individus, et consomme 65 pour 100 de la richesse agricole, manufacturière et commerciale de la France, et dont le second, vivant d'un travail manuel, comprend une population de 24 millions et consomme seulement 35 pour 100 de la richesse totale.

Or, d'après ce calcul, dont la base est généralement acceptée, la consommation de la viande serait de 57 kilogrammes environ par tête et par année dans le premier groupe, et de 15 seulement dans le second, ce qui modifie singulièrement la proportion primitive et montre à nu l'abîme à combler.

Mais d'abord serait-il exact, comme on l'a répété bien souvent, que la production de la viande ou l'élève du bétail en France sont naturellement inférieures aux besoins de la consommation normale? Le fait peut être exact à l'heure présente, mais qui ne sait qu'elle pourrait être accrue dans des proportions considérables, et que les restrictions qu'apportent à la consommation de la viande les octrois d'abord et les bénéfices énormes des intermédiaires, encore plus que l'absence du crédit agricole, ont pour effet certain de paralyser les tendances naturelles de l'agriculteur et de limiter la production ?

Tout se tient, en effet, et s'enchaîne en matière d'économie et d'hygiène, et l'existence d'un mal provoque naturellement d'autres maux à la suite.

XLIX

Des céréales et du pain.

Les céréales, qu'on a cultivées dès la plus haute antiquité et qui constituent actuellement la base de l'alimentation générale de la plupart des peuples, représentent, avec la viande et le lait, l'aliment moyen le plus convenable à l'espèce humaine, et elles doivent cet avantage à leur composition spéciale.

Toutes, depuis le riz et le maïs, l'avoine et l'orge, jusqu'au seigle et au froment, contiennent les principes alimentaires nécessaires à l'entretien de la vie et à la nutrition des tissus, savoir : une matière organique azotée ou albumineuse, une matière organique non azotée et une substance inorganique minérale.

La matière organique azotée s'y trouve représentée par une substance glutineuse, désignée sous le nom de gluten, qui en constitue l'élément le plus nutritif, et la proportion de gluten sert à mesurer les propriétés alimentaires du pain et sa valeur réelle. La matière organique non azotée, par l'amidon, qu'elles contiennent toutes deux dans de très fortes proportions.

La soude et la potasse, enfin, la magnésie et la chaux, le fer et le chlore, le soufre et le phosphore, et toutes les substances inorganiques du corps humain, s'y rencontrent dans des proportions diverses.

Le gluten et l'amidon sont les principales substances dont la quantité varie dans les céréales, et, en général, elles s'y trouvent toutes deux en proportion inverse. Ainsi, le froment et le seigle, qui contiennent le premier 11 et le second 8 pour 100 de gluten, sont les plus pauvres en amidon ; tandis que, dans le riz et le maïs, on trouve une plus grande abondance d'amidon sur une moindre quantité de gluten.

Dans les cellules les plus externes de la graine des céréales, se trouve beaucoup plus de gluten et de graisse que dans les intérieures : aussi le pain bis est-il plus nourrissant que le pain de farine blutée. Mais le pain bis contient beaucoup de cellulose ou de son, qui le rend difficilement digestible, et, chez des organes sensibles, il cause une forte irritation qui peut occasionner des dérangements d'entrailles.

On fait du pain avec toutes sortes de céréales : avec le riz dans l'Inde et dans la Chine, avec le maïs dans le Tyrol et les Pyrénées, avec le sarrasin en Bretagne ; mais le froment et le seigle fournissent la farine le plus souvent employée et la meilleure.

Le pain ordinaire se fait avec du levain, et le levain n'est autre chose que de la pâte ordinaire, dans laquelle la fermentation développe en quelques jours de l'acide lactique et de l'acide acétique.

Le levain, étant incorporé à la pâte, change l'amidon qu'elle contient en sucre, et le sucre est à son tour transformé en alcool, qui se volatilise, et en acide carbonique, qui est emprisonné dans le gluten visqueux et produit dans la mie les trous qui rendent le pain plus léger.

Le bon pain de froment est blanc, le pain de seigle est noir, et comme le froment contient plus de gluten

que le seigle, le pain de seigle est plus massif, moins
levé et moins digestif que le pain de froment, qui
retient beaucoup d'acide carbonique.

Le pain rassis n'est guère plus sec que le pain frais,
dont il diffère visiblement, du moins en apparence,
et l'on peut changer, comme chacun sait, le pain rassis en pain frais en le remettant au four.

Il est assez généralement admis que le pain rassis
est plus digestif et gonfle moins que le pain tendre ;
on peut expliquer ce fait par sa moindre proportion
d'acide carbonique, mais son plus ou moins de digestibilité dépend aussi de l'habitude et des dispositions
individuelles.

L

Qualités nutritives du pain.

Le pain ne contient en moyenne que la moitié des
substances albumineuses que contient la viande de
bœuf. Il est donc moins nutritif que la viande, et
tout individu qui s'alimenterait exclusivement de
pain ne tarderait pas à ressentir les désastreux effets
de l'alimentation insuffisante.

Ajoutons que la digestibilité du pain et de la viande
n'est pas égale, car le gluten se dissout plus difficilement dans nos sucs digestifs que la fibrine des muscles,
et il s'accorde moins avec les substances albumineuses
du sang. Il met donc plus de temps à se transformer en
celles-ci. Il donne du reste peu de fibrine, et tel est le
motif pour lequel nos laboureurs ont la fibre plus
lâche et plus molle que les ouvriers des villes, qui
consomment plus de viande. L'amidon, qui se trouve
en si grande abondance dans le pain, ne tarde pas à
se transformer en graisse sous l'influence de la diges-

tion, mais la quantité qu'il en donne est supérieure à celle que nécessite le maintien de la constitution normale du sang, et comme l'amidon est de toutes les substances alimentaires celle dont la digestion ou l'assimilation exige la plus difficile élaboration, il en résulte que l'usage excessif du pain de seigle ou de froment provoque fréquemment des acidités, des gastrites chroniques, et imprègne à la longue les organes et les tissus d'un excès de matières grasses.

LI

Des falsifications du pain.

Le pain est assez fréquemment falsifié par une addition de carbonate de potasse ou d'ammoniaque qui ont pour objet de le rendre poreux et de faire lever la pâte. Cette addition de substances étrangères n'est pas sans inconvénient pour la santé ; mais de tous les mélanges, les plus dangereux sont ceux que les boulangers effectuent avec l'alun et le sulfate de cuivre, qui ont pour objet, le premier de rendre plus blanc le pain fait avec de la farine de mauvaise qualité, et le second d'économiser la levure. L'alun et le sulfate de cuivre sont des poisons redoutables, qui peuvent donner lieu, sous un très petit volume, à des accidents dangereux. Les auteurs signalent aussi de nombreux exemples de la falsification des farines par le plâtre, la craie, la céruse, le blanc de lait, etc., faits monstrueux, qui prouvent une fois de plus qu'il n'est pas de fraude coupable que ne puissent engendrer l'amour du gain illicite et la cupidité. Malheureusement, nous devons nous borner ici à les signaler pour les stigmatiser, car leur constatation réclame des manipulations qu'on ne saurait conduire à bonne fin que dans un laboratoire de chimie.

LII

De l'altération du seigle par l'ergot et des maladies qu'il engendre.

Nous devons mentionner ici l'altération du seigle par l'ergot et les accidents que cette substance mêlée à la farine provoque.

L'ergot de seigle ou le seigle ergoté, qu'emploient assez fréquemment les accoucheurs pour provoquer les contractions de l'utérus, se présente à l'état naturel sous la forme d'un grain noir et poudreux attaché à la glume de l'épi. Il est noirâtre et n'est, suivant les uns, qu'un ovaire avorté, et, suivant les autres, qu'un champignon microscopique (l'on sait que depuis tantôt quinze ans les champignons sont fort à la mode dans la science), mais toujours est-il que, mêlé à la farine, l'ergot de seigle produit des accidents d'inflammation et de gangrène extrêmement redoutables, et qu'il est très permis, aujourd'hui que ses effets ont été mieux étudiés, de lui attribuer une série d'épidémies désastreuses, et notamment celle qui fut dénommée jadis *Mal des Ardents* ou le *Feu de saint Antoine*, et qui désola l'Europe entière.

Les infortunés atteints par ce mal souffraient, au dire des auteurs, d'une manière intolérable ; les grincements de dents, les contorsions de tout le corps, les cris arrachés par la douleur étaient l'expression la plus saisissable de leur état d'inexprimable angoisse. Ils accusaient un feu qui, caché sous la peau, dévorait leurs muscles et les séparait des os. Les parties extérieures étaient néanmoins d'un froid glacial, et l'on ne parvenait pas à réchauffer les malades. Plus tard, les parties attein-

tes devenaient noires comme du charbon, et l'air
était empesté par la putréfaction des chairs, qui se dé-
tachaient des os. La gangrène envahissait les membres
dans des proportions si formidables que des malheureux, privés de leurs bras et de leurs jambes, ne re-
présentaient plus qu'un tronc informe et imploraient
la mort à grands cris.

Telles sont encore, mais dans une proportion moindre, les principaux symptômes de l'empoisonnement,
par l'ergot de seigle, qui détermine chaque année,
mais surtout dans les années pluvieuses, un certain
nombre d'accidents et de morts dans plusieurs provinces de la France.

Ces accidents ont très évidemment pour cause indirecte l'ignorance des populations, car l'ergot de
seigle est facilement reconnaissable, et nous pensons
que les administrations municipales des communes
qui ont à redouter cette affreuse maladie devraient
éclairer les habitants des campagnes sur les précautions qu'il convient de prendre à ce sujet.

LIII

Dangers d'une alimentation exclusive de maïs. — De la pellagre
et du maïs.

Il est acquis, en outre, que si l'usage exclusif ou
exagéré des céréales est préjudiciable à la santé, le
maïs a le triste privilége de provoquer une maladie
grave, la pellagre ou mal de la rose, dont l'influence
n'est pas moins désastreuse.

La pellagre débute par un abattement considérable,
qu'accompagnent des troubles spéciaux dans les fonctions digestives et qui provoque au début des plaques

érysipélateuses sur les différentes parties du corps, bientôt suivies de douleurs générales et d'accidents nerveux. Peu à peu et à mesure que le mal augmente, la peau devient brunâtre, rugueuse et comme desséchée, l'épiderme se soulève sous forme d'écailles, les muscles se contractent convulsivement, la marche devient chancelante, les digestions difficiles, les sensations obscures, la tête endolorie, et le pellagreux, dont les traits simulent la vieillesse et la décrépitude, est pris de délire, d'hallucinations et d'accidents sans nombre, qui le conduisent plus ou moins rapidement au tombeau. Le caractère le plus remarquable de cette étrange maladie consiste surtout en ce que l'épiderme est six ou huit fois plus épais qu'à l'ordinaire, brunâtre, craquant, friable, et que la peau des mains, des pieds et du dos ressemble littéralement à du cuir, ce qui a fait longtemps confondre cette maladie avec une des formes de la lèpre.

Or, la pellagre est endémique en Italie et dans quelques provinces du midi et de l'ouest de la France, et tous les observateurs s'accordent à reconnaître qu'elle a pour cause un vice d'alimentation, et l'amélioration sensible que produit chez les pellagreux tout changement de régime prouve qu'il en est réellement ainsi.

Il est donc possible de porter remède à ces malheureux, et nous pensons que les tristes habitants des contrées que désole cette maladie seraient bien vite arrachés à ces causes de dégradation, si l'on pouvait consacrer chaque année la plus mince partie du plus faible budget à modifier leurs maigres cultures, et substituer peu à peu au maïs le seigle ou le froment.

Quant à l'action délétère de ces agents, que les

populations qui en sont particulièrement victimes n'avaient pas même soupçonnée et que la science a fait connaître, elle prouve, une fois de plus, que l'instinct, qu'il est toujours utile de consulter parce qu'il fournit des indications salutaires, n'est pas un juge infaillible, et elle prouve, en outre, que l'homme dont l'intelligence modifie sans cesse et transforme les conditions d'existence, ne trouve pas nécessairement dans son énergie vitale la possibilité de résister aux causes de destruction qui l'environnent.

Quant à la santé, elle n'est en soi, il est vrai, qu'une admirable harmonie de l'homme et de la nature, mais cette harmonie ne s'établit jamais sans efforts, et l'on peut admettre en principe que, dans le monde physique comme dans le monde moral, la lutte est une des conditions de la vie.

LIV

Des œufs, de leur qualité nutritive et de leur mode de conservation.

Les œufs contiennent, sous un petit volume, beaucoup de substance nutritive et constituent pour l'homme un aliment précieux.

Le blanc de l'œuf contient de 12 à 13 0/0 d'albumine et une certaine quantité de chlorure de sodium. Le jaune est, comme le blanc, composé en grande partie d'albumine et contient, en outre, un corps spécial, la vitelline, qui donne à l'analyse une matière grasse et huileuse, combinée avec du phosphore et du soufre.

L'œuf se coagule à 75 degrés centigrades ; son poids moyen (il s'agit ici de l'œuf de poule), est de 60 grammes. Le blanc pèse 36 grammes ; le jaune 18 et la co quille 6.

La proportion d'eau qu'il contient est de 51 0/0, mais cette proportion varie suivant que l'œuf est plus ou moins frais. L'eau s'échappe, en effet, par évaporation à travers la coquille, à mesure que l'œuf vieillit, et l'œuf est d'autant plus léger qu'il est moins frais.

L'air s'introduit d'ailleurs dans l'œuf à travers les pores de sa coquille et détermine un commencement de fermentation. Le soufre du jaune s'unit alors à l'hydrogène de l'eau et donne naissance à l'hydrogène sulfuré, dont on connaît l'odeur caractéristique.

La coquille est également perméable à l'eau et il importe, par ce motif, de les faire cuire dans une eau qui n'ait ni odeur ni saveur trop marquées.

L'œuf, dont les éléments constitutifs se rapprochent beaucoup de l'albumine du sang, est très digestible, et comme il est, en outre, éminemment nutritif, il convient, à tous égards, aux enfants, aux malades et aux convalescents, et constitue le meilleur des déjeuners pour les hommes adonnés aux travaux de la pensée.

Il est bon de savoir toutefois que le mode de cuisson fait varier ses qualités digestives ; l'œuf durci, comme l'albumine coagulée, ne se dissolvent que dans les acides, et les personnes dont le suc gastrique est peu abondant ou légèrement acide en seront toujours incommodées.

Il est donc important que la cuisson des œufs, quel qu'en soit le mode, soit toujours modérée, et l'œuf dur ne devrait être mangé qu'en salade.

Les œufs sont, en Europe, l'objet d'une grande

consommation, et celle de Paris s'est élevée en 1857 au chiffre de **158,300,000.**

Les œufs peuvent être conservés dans un mélange de sel et de son, dans du blé, du seigle, de la sciure de bois, qui ont pour objet d'empêcher l'introduction de l'air atmosphérique qui pénètre à travers la coquille, et détermine la putréfaction. De tous les procédés, le meilleur, à ce qu'il paraît, car nous ne l'avons pas expérimenté, consiste à placer les œufs dans un bain de lait de chaux et de crème de tartre.

LV

Des pois, des fèves et des lentilles.

Les pois, les fèves et les lentilles, classés ensemble sous le nom de légumineuses, contiennent un corps albumineux très abondant, désigné par les chimistes sous le nom de légumine. Ils contiennent, en outre, une assez grande quantité d'amidon accompagné de dextrine, de sucre, de cellulose, qui forme en se desséchant l'enveloppe ligneuse de la graine, quelques traces de graisse et la plupart des chlorures et des sels du sang.

La légumine est soluble dans l'eau bouillante. Mais l'eau dont se servent nos ménagères, contenant toujours plus ou moins une certaine quantité de chaux, ce sel terreux s'unit à la légumine et la change en un corps très dur. L'eau de pluie contient moins de chaux que l'eau de fontaine ou de puits, et les pois y restent plus tendres que dans celle-ci.

Il y a bénéfice pour le sang à ne pas manger les pois, les haricots et les lentilles comme légumes, mais sous forme de soupe, car les parties les plus alimentaires, les plus nutritives et les plus digestives sont dissoutes dans le bouillon et seraient gaspillées si on n'utilisait ce dernier.

Pour obtenir des pois une soupe fortifiante, il faut les faire cuire dans l'eau de pluie froide, et si on les mettait d'abord dans l'eau bouillante, une grande partie de la légumine se coagulerait et resterait improductive.

Les légumineuses tiennent le milieu entre la viande et le pain pour la digestibilité. Car si la fibrine et l'albumine de la viande ont plus de rapport avec les parties de notre sang, la légumine est plus soluble que le gluten du pain, — mais si l'eau est chargée de chaux et l'écorce très épaisse, ces substances alimentaires deviennent flatueuses et indigestes. Il est donc utile de préparer à l'eau de pluie la soupe aux pois, et de les passer au tamis, après la cuisson, qui rompt leur écorce, car les estomacs vigoureux peuvent seuls digérer les pois, les haricots et les lentilles avec leur enveloppe ligneuse.

Les légumineuses l'emportent, en parties solides, sur la viande. L'eau forme à peine un septième de leur poids, et si elles contiennent moins d'albumine soluble que la viande, la fécule et les sels s'y trouvent en plus grande abondance. Elles contiennent aussi beaucoup de phosphore et de soufre, qui entrent normalement dans la composition de nos tissus, et elles doivent être, à ces divers titres, considérées comme la consolation du pauvre, auquel la viande est si rarement et si parcimonieusement départie.

LVI

Des légumes proprement dits : oseille, salade, épinards, etc.

Les légumes verts, tels que l'oseille, les épinards, la salade, l'asperge, le pourpier, contiennent neuf dixièmes d'eau et très peu de substances féculentes et amylacées. — On y trouve, au contraire, plusieurs acides organiques, entre autres les acides oxalique et malique, qui aident à la digestion de la viande, dont l'albumine soluble est tenue par eux en dissolution. Ils contiennent aussi beaucoup de chlorures et de sels de potasse et de soude ; dans le chou blanc et l'asperge, la salade et le chou de Bruxelles, la potasse l'emporte de beaucoup sur la soude, tandis que cette dernière est deux fois plus abondante dans l'épinard. L'asperge contient, en outre, un principe azoté qui lui donne une saveur spéciale.

Tous ces légumes fournissent très peu au sang et sont peu nutritifs, mais ils aident, par les sels qu'ils contiennent, à la dissolution des corps albumineux de la viande, et ils peuvent, après s'être mêlés au sang, maintenir à l'état liquide son albumine et sa fibrine. C'est donc avec raison qu'on dit vulgairement que les légumes verts ont la propriété de rendre le sang plus léger et de le rafraîchir.

Il résulte d'ailleurs de leur composition que les légumes seuls ne peuvent réparer qu'en faible partie les substances du sang, et que leur usage exclusif ne fournit aux tissus qu'une nourriture insuffisante. Et comme ils exigent en outre moins d'oxygène que la viande pour se transformer en acide carbonique et en eau, ils sont très vite consumés par l'oxygène, et ne rassasient que pour peu de temps.

LVII

Des pommes de terre et de leur valeur nutritive.

La pomme de terre, qui forme une des bases alimentaires de certaines provinces de la France, ne
renferme point, en moyenne, plus d'eau que la
viande, mais il s'en faut de beaucoup que sa valeur
nutritive approche de la valeur nutritive de celle-ci,
car, tandis que l'albumine soluble, qui seule dans ce
précieux tubercule représente les corps albumineux,
s'élève ordinairement à un centième de son poids
total, l'amidon et la fécule oscillent entre le quart et
le cinquième de ce poids. Comparée aux légumes proprement dits, la pomme de terre leur est supérieure
en valeur nutritive et en digestibilité, car l'amidon est
plus facilement soluble que la cellulose des légumes,
et elle contient aussi plus d'albumine que ces
derniers ; mais si l'on compare la pomme de terre au
groupe des aliments nourrissants, à la viande, aux
céréales et aux légumineuses, on trouve que les moins
riches de ce groupe sont encore plus nutritifs qu'elle.
Le riz et le maïs, par exemple, sont non-seulement
plus riches en albumine et en gluten, mais contiennent encore environ quatre fois plus d'amidon.

En résumé, la pomme de terre, comme les légumes
verts, appartient aux aliments peu nourrissants, et
comme la proportion d'albumine et d'amidon qu'elle
contient (n'oublions pas que, sous l'influence de la
digestion, l'amidon se convertit en graisse) est en
raison inverse de celle du sang, il en résulte qu'elle
ne peut donner aux muscles ni fibrine ni forces, et
qu'elle ne donne en réalité au cerveau ni albumine,
ni graisse phosphorée. Aussi, et par un effet naturel

de l'influence du physique sur le moral de l'homme, les populations qui consomment une trop grande quantité de pommes de terre, faute d'une alimentation plus réparatrice, sont généralement faibles, débiles, incapables d'efforts prolongés, et sans énergie morale.

« Malheureuse Irlande, dit à ce sujet M. Moleschott, malheureuse Irlande, dont la misère engendre la misère, tu ne saurais triompher dans ta lutte avec ta fière voisine, car d'innombrables troupeaux entretiennent la force de ses soldats. Ta nourriture peut éveiller sans doute le désespoir impuissant, mais non l'enthousiasme et l'effort soutenu, et l'enthousiasme seul pourrait repousser le géant qui sent circuler dans ses veines un sang riche et de la force. Ah! ne remercie pas le nouveau monde du don fatal qui éternise ton infortune. Et s'il est vrai que Hawkins t'a apporté la pomme de terre, nous pouvons apprécier la générosité de ses vues, mais pour toi, il n'en est pas résulté un bienfait. »

M. Moleschott a raison d'opposer la misère et la débilité physique de l'Irlandais à la robuste constitution de son maître impitoyable; mais tant de causes nous paraissent avoir amené dans le passé les malheurs de la verte Erinn, et contribuent encore à les entretenir, qu'on ne saurait vraiment en rendre responsable le tubercule de Hawkins. Il nous semblerait plutôt que, malgré l'oppression croissante des tenanciers anglais, bien des maladies et des morts ont été conjurées par lui. Qu'importe, en effet, à l'affamé le goût, la saveur ou la richesse des principes alimentaires! Or telle est la situation du peuple irlandais depuis plus d'un siècle.

« Tous étant pauvres, dit à ce sujet M. de Beaumont, n'emploient pour se nourrir que l'aliment le moins cher dans le pays, les pommes de terre ; mais tous n'en consomment pas la même quantité. Les uns, et ce sont les privilégiés, en mangent trois fois par jour ; d'autres, moins heureux, deux fois. Ceux-ci, en état d'indigence, une fois seulement. Il en est qui, plus dénués encore, demeurent un jour, deux jours même sans prendre de nourriture.

» Cette vie de jeûnes forcés est cruelle, et cependant il faut la subir, sous peine de maux plus grands encore. »

Nous souhaitons ardemment, quant à nous, qu'une alimentation réparatrice, à laquelle tout homme nous paraît avoir un droit naturel, devienne peu à peu le lot de tous les peuples ; mais nous souhaitons non moins vivement, et comme transition, que tout Irlandais puisse récolter dans son maigre champ sa ration de pommes de terre et celle de sa famille. La première condition pour l'homme est de ne pas mourir, et, le problème de la vie matérielle étant résolu, il sera toujours possible, pour peu qu'un nouvel O'Connel s'en mêle, d'espérer pour l'Irlande une ère politique meilleure ; et quand la question politique sera vidée, le problème de la fibrine et du phosphore ne tardera point à l'être, ou sera du moins en bonne voie.

La pomme de terre, lorsqu'elle s'ajoute à la viande et au laitage, constitue pour tous un aliment de premier choix, et lorsqu'elle est assaisonnée de quelques bribes de lard ou de graisse, elle acquiert des propriétés nutritives qui la rendent utile aux populations des villes et des campagnes.

Elle est la pitance du pauvre, et son introduction

en France, n'ayant point arrêté le progrès de la culture du blé, a été, suivant nous, un véritable bienfait.

La pomme de terre dite patraque jaune est la plus justement recherchée, et l'on doit s'abstenir de celles dont l'épiderme est taché de plaques verdâtres. Les pommes de terre malades ou gelées ont déterminé parfois d'assez graves accidents ; il faut donc s'en abstenir.

Ce précieux tubercule sert en outre à la fabrication du sucre de raisin, du sirop, de la mélasse, du vin, de la bière, du vinaigre et de l'eau-de-vie, que consomment les hommes du Nord.

Les carottes et les betteraves, les topinambours et les salsifis, moins riches en amidon que la pomme de terre, contiennent beaucoup plus de sucre qu'elle.

Quant à la saveur piquante qu'offrent l'ail et le poireau, le radis et le raifort, elle est produite par une huile essentielle qui donne aux mets une saveur aromatique spéciale, stimule les organes de la digestion, et agit à la manière des condiments et des épices.

LVIII

Des fruits.

La propriété nutritive et rafraîchissante des fruits n'est point restée cachée aux recherches de la science, cependant la variété des saveurs qui les distinguent n'est point encore suffisamment expliquée.

La cellulose, la dextrine et le sucre sont les corps que l'on rencontre dans les pommes et les fruits à noyaux, dans les fraises et dans les melons. Un peu d'albumine les accompagne. On y trouve aussi une substance amère, la pectose, qui se dulcifie par la maturité du fruit et se change en pectine qui, par la cuisson, produit l'acide pectique.

Différents acides, mêlés à des sels, donnent aux fruits leurs propriétés rafraîchissantes : l'acide malique, par exemple, dans les abricots, les pêches, les pommes, les poires et les groseilles ; dans les citrons et les framboises, les raisins et les ananas, l'acide citrique ; et l'acide tartrique dans les raisins et les figues.

Les amandes et les noix contiennent une combinaison albumineuse nommée émulsine et une matière huileuse formée d'oléine et de margarine, d'où l'on extrait l'huile d'olive et l'huile de noix.

Les châtaignes se distinguent par leur richesse en amidon, contiennent peu d'eau, et peuvent être considérées comme un aliment très nourrissant.

L'acide des fruits est aussi abondant dans les fruits mûrs que dans les verts, mais la quantité de sucre, qui augmente à mesure qu'ils approchent de leur maturité, en tempère l'amertume et les rend plus digestifs. Cet acide est aussi caché par la gelée dans les compotes, dans lesquelles se produit un nouvel acide ; mais ce dernier, que développe la cuisson sous la forme de gelée visqueuse, émousse tous les autres.

C'est ce qui fait que les fruits cuits et les gelées préparées avec du sucre sont plus digestibles que les fruits crus, et particulièrement favorables aux estomacs délicats, qui redoutent l'irritation causée par les acides, contre lesquels la pectose protége la surface de l'intestin.

La plupart des fruits rafraîchissent le sang en dissolvant les matières albumineuses.

LIX

Du lait et de ses propriétés nutritives.

Le lait a la vertu d'entretenir à lui seul la formation du sang pendant toute une période de la vie. Il représente à la fois un aliment solide et une boisson, une source d'albumine et de graisse, de sucre et de sel; il est l'aliment des aliments.

Le lait contient une matière grassé, le beurre; une matière albumineuse, le caseum; du fromage, du sucre et de l'eau, dont les proportions varient dans les différentes espèces animales.

Voici le résultat des analyses de différents laits qui ont été entreprises par plusieurs chimistes :

	Lait de femme,	de vache,	de chèvre,	d'ânesse.
Beurre. . . .	8 97	2 68	4 56	1 20
Sucre de lait. .	1 20	5 68	9 12	6 29
Matière caséeuse	1 93	8 95	4 38	1 95
Eau.. . . .	87 90	84 69	8 94	90 95

Le lait de brebis se distingue par une très forte proportion de beurre, et la matière caséeuse qu'on en retire, 15 0/0 environ, sert dans l'Aveyron à préparer le fromage de Roquefort.

Le lait de jument, très goûté des Tartares, est très pauvre en beurre, et sert, par sa fermentation, à préparer le koumiss, leur boisson de prédilection.

Avec le lait de renne, les Groënlandais préparent un fromage savoureux.

Abandonné à lui-même à la température ordinaire, le lait tourne et s'aigrit au bout de quelque temps, et ce phénomène est le résultat d'une fermentation qui s'opère dans ses éléments essentiels, c'est-à-dire de la transformation du sucre en acide lactique.

Comme l'oxygène accélère la décomposition de la caséine et par cela même aide indirectement à produire l'acide lactique, la cuisson empêche longtemps le lait de s'aigrir, parce que la température de l'eau bouillante chasse l'oxygène qui était en dissolution dans le lait.

Le lait aigri devient épais parce que l'acide lactique déjà produit fait coaguler la caséine.

Si l'on sépare du lait épais la caséine, qui entraîne une grande partie de beurre, il reste le petit lait, qui est un mélange d'eau, d'acide actique, de sel, d'un peu de beurre et de sucre.

Le lait est digestif et nourrissant. Cependant le lait de vache et celui de brebis, qui contiennent une grande quantité de beurre, ne sont pas supportés par les estomacs débiles, et c'est dans ce cas que peut être heureusement administré le lait d'ânesse.

LX

Des falsifications du lait.

Nous n'avons que très incomplétement abordé jusqu'ici le chapitre des falsifications alimentaires, et cependant il y aurait des volumes à écrire sur les procédés coupables qu'emploient journellement, au détriment des populations, un certain nombre de marchands que dévorent la soif du gain et la cupidité. Je ne parle point ici de la vente à faux poids ou à poids déguisé, que cultivent sans vergogne la plupart des bouchers, épiciers, charbonniers, boulangers, mais des falsifications dangereuses que font subir à plusieurs denrées alimentaires de très honorables industriels qui, moyennant patente, exercent en paix leur petit commerce de vol et de fraude.

A ceux qui voudraient être complétement édifiés sur les ressources multiples de ces gens, que le prévôt des marchands eût fait pendre jadis en bonne forme, pour servir d'exemple, ou flanqués au pilori un beau jour de marché, nous recommandons la lecture du petit livre de M. Chevallier sur les *Sophistications des denrées alimentaires.*

Quant au lait, qui, grâce à nos réseaux de chemins de fer et à la rapidité des transports, nous arrive aujourd'hui du fond de la Normandie et de tous les départements qui avoisinent Paris, à trente et quarante lieues à la ronde, il n'est pas falsifié comme autrefois par l'ingénieux procédé de la cervelle de cheval ou de la terre de Meudon délayée dans un véhicule approprié; mais il est rare qu'il soit livré aux ménagères sans avoir subi préalablement une petite opération destinée à accroître les légers profits de la laitière ou du fermier. Celui-ci, d'abord, commence bien souvent par enlever une première couche de crème, et la laitière, à son tour, ne se croyant pas tenue à plus de ménagements, en prélève une nouvelle partie pour la vendre sous le nom de double crème, après quoi elle additionne sa marchandise d'une certaine quantité d'eau blanchie et de cassonade.

La présence de la cassonade se reconnaît parfois à la présence d'un résidu granuleux qui reste au fond du bol ou de la casserole, et plus sûrement encore à la fermentation qu'on obtient en faisant bouillir le liquide suspect avec dix pour cent de levûre de bière, car il se produit alors un dégagement de gaz caractéristique de la falsification.

Celle de la farine peut être facilement dévoilée par la couleur bleuâtre qui se produit quand on verse dans le lait sophistiqué quelques gouttes de teinture d'iode.

Mais pour toutes ces opérations il faut être plus ou moins chimiste, et quel est le consommateur parisien, à moins qu'il ne réside dans le fin fond du Marais, qui consentirait volontiers à perdre deux heures de son temps pour se convaincre que sa tasse de lait est plus ou moins expurgée ou sophistiquée?

Le galactoscope, analogue au pèse-liqueur, est un petit instrument fort ingénieux, qui fait assez exactement connaître les proportions de beurre et d'eau que contient ce précieux aliment, et bon nombre de laitières très catholiques l'ont trouvé déjà passablement indiscret.

Mais à quoi servirait une vérification douloureuse au pauvre ménage que les nécessités du crédit attachent forcément à la boutique de la laitière infidèle?

Ce serait donc plutôt une affaire de surveillance, et nous croyons qu'un service de chimistes experts chargés d'analyser les denrées, rendrait à la population de grands services.

Nous conseillons en attendant aux familles l'usage du galactoscope et de la fidèle et scrupuleuse balance.

LXI

De l'eau et des boissons en général

Comme toute digestion aboutit à la liquéfaction des principes alimentaires, la formation du sang n'est pas possible sans eau. L'eau n'est pas seulement un moyen de mouvement pour toutes les substances dis-

soutes, elle ne fournit pas seulement l'humidité nécessaire aux organes les plus actifs, comme le cerveau et les muscles ; mais l'hydrogène et l'oxygène
que nous absorbons sous forme d'eau, entrent dans
la composition de beaucoup de principes alimentaires
qui se changent en parties de sang. Si le sucre se
forme, par exemple, de l'amidon et de la dextrine,
ce changement dépend de la présence de l'eau. Une
plus grande quantité d'eau distingue seule le sucre de
la dextrine dans leur composition.

L'eau favorise la digestion, fournit un véhicule aux
humeurs, dissout les matières excrémentitielles et les
entraîne avec elle hors du corps. Les buveurs d'eau
mangent ordinairement beaucoup et parviennent à
une grande vieillesse ; toutefois les propriétés bienfaisantes de l'eau n'excluent pas l'utilité du vin, et
nous verrons plus loin que, dans toutes les professions qui exigent une grande dépense de force, comme
dans les situations qui affaiblissent l'énergie radicale
de l'économie, l'emploi du vin ou des liqueurs toni-
ques est de première nécessité.

L'eau destinée à la boisson doit être incolore, claire,
limpide et inodore ; il faut qu'elle ait une saveur
fraîche et que la dissolution du savon n'y forme
qu'un précipité léger. Si une eau destinée aux usages
domestiques présente une nuance de coloration, c'est
un signe certain qu'elle contient en solution quelque
substance étrangère, et c'est une preuve qu'elle doit
être rejetée.

La nature, dont l'admirable instinct est si bon à
consulter quand il s'agit d'apprécier l'influence des
agents extérieurs sur l'organisme, nous indique que
les meilleures eaux sont chaudes en hiver et froides

en été. Les eaux de source ont, sous ce rapport, de grands avantages.

L'action des eaux tièdes est éminemment débilitante, et il est infiniment probable que les maladies que l'on voit régner, surtout dans les mois de juillet et d'août, seraient beaucoup moins fréquentes si l'on avait le soin de s'abstenir de boissons aqueuses entre les repas ou de n'en boire qu'une petite quantité.

L'eau de puits, après celle qui provient de la fonte des neiges, est la plus insalubre : elle est moins aérée que l'eau de source et de plus généralement saturée de sulfate de chaux. L'eau de pluie est la meilleure qu'on puisse rencontrer, mais la conservation en est difficile. Les eaux de source et de rivière dont on se sert généralement doivent se disputer la préférence, et de leur composition dépend leur pureté relative.

LXII

Des sels renfermés dans l'eau ; et des eaux de Paris.

La plupart des eaux contiennent des sels, du sulfate de chaux surtout, qui est répandu en énormes proportions dans la nature et qu'entraînent les nombreux courants d'eau qui sillonnent le sol ; c'est lui qui rend les légumes si durs après la cuisson et qui empêche la viande de céder ses sucs pendant la préparation du bouillon. Il est donc important, au point de vue de l'hygiène et de la santé publique, de connaître la qualité des eaux et la proportion des sels qu'ils renferment.

On a imaginé à cet effet un instrument fort ingénieux, l'hydrotimètre, qui, fondé sur la neutralisation des sels par une solution de savon, donne de parfaites indications, et les eaux actuelles de Paris, soumises à ce procédé d'analyse, ont donné les résultats suivants :

	Degrés de l'hydrotimètre.	Quantité des sels par mètre cube d'eau.	Quantité de savon nécessaire à leur neutralisation.
Eau du puits artésien de Grenelle .	de 9 à 11	de 90 gr. à 110	900 gr. à 1100
Eaux de Seine	17 à 20	150 gr. à 200	1700 g. à 2 kil.
Eaux de l'Ourcq .	31	310 gr.	3 kil. 100 gr.
Eaux d'Arcueil . .	37 à 50	475 gr.	3 kil. 750 gr.
Eau des Prés-Saint-Gervais . .	76	760 gr.	7 kil. 760 gr.
Eaux de Belleville (1).	155	1 kil. 550 gr.	15 kil. 550 gr.

Ainsi un mètre cube d'eau des Prés-Saint-Gervais et de Belleville absorberait, avant de pouvoir servir au blanchissage, la première, 7 kilog. 760 grammes de savon, et la seconde l'énorme quantité de 15 kilog. 5 hect.

Or il résulte de nombreuses expériences que l'eau qui marque à l'hydrotimètre plus de 20 degrés, c'està-dire qui contient plus de 200 grammes de sels par mètre cube (le mètre cube est de 1000 litres) abandonne aux conduits qui la distribuent une certaine

(1) C'est à cause de cet excès de sels terreux qu'elles contiennent que les eaux des Prés-Saint-Gervais et de Belleville ont fait donner jadis, à la principale fontaine par laquelle elles étaient versées dans Paris, le nom de fontaine Maubuée (mauvaise lessive).

quantité des sels de chaux dont elle est chargée au delà de cette limite, et les observations faites sur la santé publique semblent mesurer de même le degré de salubrité des eaux. L'eau d'Arcueil a été longtemps recherchée à cause de sa fraîcheur et de sa limpidité, mais elle est médiocre et peu propre aux usages domestiques et industriels. Toutes choses égales d'ailleurs, l'eau la moins saturée de sels calcaires est celle qui jouit ordinairement de la faveur publique, et c'est à ce titre que l'eau de Seine jouit d'une juste célébrité.

LXIII

De l'altération des eaux par les matières organiques, et des eaux de la Seine en amont et en aval de Paris.

De toutes les eaux potables, la plus mauvaise est celle qui contient des matières animales et végétales. Il peut se faire que ces matières, à supposer qu'elles se rencontrent dans une eau courante, subissent dans les vases où se trouve contenue l'eau destinée aux usages domestiques, une sorte de fermentation putride qui peut donner naissance à des affections graves lorsqu'on en fait usage. Une eau croupie et chargée de détritus organiques provoque infailliblement des malaises d'entrailles, des inflammations et des dyssenteries.

La plupart des habitants de nos campagnes, grâce aux nombreux cours d'eau qui parcourent et fertilisent nos contrées, sont abondamment pourvus d'une eau salubre ; cependant il est plusieurs contrées de la Beauce et de la Brie, et certains plateaux de la Normandie où l'on manque d'eau potable, et où l'on doit faire nécessairement usage de l'eau de citerne qu'on recueille par des conduits, et qui est mal aérée et d'un goût saumâtre : car dans toute eau stagnante se développent fatalement des myriades de plantes et d'animaux microscopiques qui en altèrent bien vite la pureté.

L'on ne saurait trop regretter, à ce sujet, que l'administration d'une ville telle que Paris, qui consacre chaque année de nombreux millions à l'ouverture de larges voies de communication, à l'édification de palais somptueux et de casernes monumentales, n'ait pas depuis longtemps renoncé, malgré les rapports précis des conseils de salubrité, à distribuer une eau peu aérée et croupie comme celle du canal de l'Ourcq, ou chargée de détritus comme celle que distribue la pompe à feu de Chaillot.

L'eau de la Seine, qui est déjà, un peu avant son entrée dans Paris, mélangée à l'eau trouble de la Marne, reçoit successivement l'eau des écluses du canal Saint-Martin, celle de la Bièvre, les eaux des bornes-fontaines et celle de nombreuses bouches d'égout. Très pure sur la rive gauche en amont de Paris, elle l'est déjà beaucoup moins au pont Notre-Dame, et cette impureté est encore augmentée à la pompe à feu du Gros-Caillou et de Chaillot.

Il est donc à souhaiter, à moins qu'on ne donne promptement suite au grand projet qui consiste à détourner de leur lit pour les conduire à Paris, à ciel ouvert, les deux rivières de la Somme et de la Soude, qui prennent leur source entre Châlons et Épernay ; il est à souhaiter qu'on établisse en amont de Paris, à la hauteur de Charenton et du pont d'Ivry, un système de turbines au moyen desquelles les habitants de Paris pourraient aisément recevoir une eau parfaitement salubre et en quantité suffisante.

LXIV

Des vases qui servent à conserver l'eau et des tuyaux de conduite.

L'impureté de l'eau tient quelquefois aux vases où elle est conservée. L'eau qu'on laisse séjourner dans les seaux de bois ou dans des tonneaux ne tarde pas à se corrompre, et celle qu'on embarque sur les navires ne se conserve qu'autant que les barriques qui la contiennent sont tapissées à l'intérieur d'une couche épaisse de charbon pulvérisé. Le charbon est le plus sûr des filtres et le plus énergique des désinfectants.

Les vases de grès sont préférables aux vases de bois; c'est avec le grès que se fabriquent la plupart des filtres en usage à Paris, et il serait fort à désirer que ce meuble domestique fût plus répandu qu'il ne l'est dans les petits ménages, car l'eau distribuée après un premier filtrage conserve beaucoup de matières étrangères et contracte facilement une saveur désagréable.

Une couche de sable fin, placée au fond des réservoirs, serait un excellent filtre si l'on avait le soin de le laver tous les mois à grande eau, et nous en recommandons l'usage.

Les meilleurs réservoirs sont ceux que l'on confectionne en fer. Ils se rouillent et s'oxydent, il est vrai, mais le carbonate de fer, qui prend ainsi naissance, n'a rien de nuisible et ne saurait compromettre la santé.

Les tuyaux de conduite sont ordinairement construits en bois, en fonte ou en plomb; ces derniers, s'oxydant peu à peu par le contact de l'eau, donnent naissance au carbonate de plomb, qui est un poison énergique, et ont déterminé fréquemment les accidents les plus graves.

Plusieurs membres de la famille d'Orléans ont failli récemment en être victimes dans leur retraite de Claremont ; et de nombreux cas d'empoisonnements, constatés chaque année à Paris, n'ont pas d'autre cause ; il sera donc toujours préférable de se servir de tuyaux de fonte revêtus d'une couche inoxydable qui n'ait aucun inconvénient pour la santé.

LXV

Du vin, de la bière et de l'eau-de-vie.

Un exemple frappant de l'activité ingénieuse avec laquelle l'homme a toujours cherché les moyens d'exalter et de surexciter le cerveau nous est fourni par les boissons enivrantes.

L'esprit-de-vin ou l'alcool leur donne seul cette propriété, et la chimie a établi que l'alcool dérivait du sucre ; mais longtemps avant que la science eût découvert que toute matière sucrée peut fermenter et produire de l'esprit-de-vin, les Babyloniens s'enivraient de vin de palmier, les Phéniciens et les Grecs de nectar, le Tartare de koumissy et le Scandinave et le Celte d'hydromel.

Si l'on extrait, de nos jours, de l'esprit-de-vin de la pomme de terre et des céréales, c'est que l'amidon et la fécule qu'elles contiennent peuvent se transformer en sucre, et ce dernier en sucre de raisin qui est immédiatement fermentescible, et donne l'alcool par la fermentation.

L'alcool est donc la partie principale de toutes les boissons fermentées, et ses diverses proportions dans chacune d'elles font varier leurs propriétés ; car tandis que la bière la plus faible contient à peine un centième d'alcool, et l'ale des Anglais 8 centièmes environ, la quantité s'en élève de 7 à 26 centièmes dans le vin, et va jusqu'au double dans l'eau-de-vie.

Le vin, produit de la fermentation du suc de raisin, est composé d'eau, d'alcool, de gomme, de sels de potasse et de soude, de matière colorante et d'une huile essentielle qui lui donne son arôme spécial.

Les vins les plus riches en alcool sont ceux de Lissa et de Madère, qui en contiennent de 25 à 26 0/0, et les plus pauvres ceux de Saint-Aignan, qui en contiennent 6 0/0 seulement.

Parmi les vins de France, le vin

de Roussillon contient. . . .	21 0/0 d'alcool.
Le bordeaux.	15 0/0 —
Le bourgogne	14 0/0 —
Le champagne	15 0/0 —

Mais cette classification des vins d'après leur proportion d'alcool n'explique en aucune façon la différence de leurs effets sur l'organisme, et la chimie, il faut le dire, est beaucoup moins avancée à cet égard que le plus mince vigneron.

Comparées au vin, les autres boissons fermentées dont on fait usage, telles que le cidre et la bière, sont bien inférieures par leurs qualités hygiéniques.

L'eau-de-vie de Cognac est un mélange d'eau et d'alcool avec l'éther œnanthique, et contient de 30 à 40 pour 0/0 d'alcool. Le rhum se fait avec le suc de la canne à sucre. La mélasse donne le meilleur rhum ou le tafia, le riz donne l'arack, les baies de genièvre le gin, le lait le koumiss, et le miel fermenté l'hydromel.

LXVI

Des effets physiologiques des boissons spiritueuses, et particulièrement du vin et de l'eau-de-vie.

Bon nombre de gens qui ont la cave bien garnie et
la table dressée et servie à point, décident sentencieu-
sement après boire, que le vin est délectable, mais
qu'on pourrait fort bien s'en passer, et que les liqueurs spiritueuses notamment ne sont qu'un poison
malfaisant destiné à troubler la paix des ménages.

Ceux-là n'ont jamais, j'en suis sûr, consumé leurs
forces dans des travaux et des veilles prolongées, et
n'ont jamais éprouvé l'angoisse d'une insuffisante
alimentation. La question mérite toutefois d'être sérieusement examinée, et la science va nous fournir à
cet égard une réponse péremptoire.

Il est incontestable, sans doute, que la substance
principale du vin et de l'eau-de-vie ne se change en
aucune partie essentielle du sang, et qu'elle ne mérite, à aucun titre, le nom de principe alimentaire ;
mais il n'en résulte pas qu'on doive la considérer
comme inutile ou nuisible. L'alcool passe, en effet,
dans le sang, fournit un aliment à l'oxygène qu'introduit la respiration, détourne ce grand dissolvant de
l'albumine et de la graisse qu'il contient, protège
l'une et l'autre contre la combustion qui s'opère à
chaque instant dans sa propre substance, et affaiblit
ainsi la première cause du besoin de réparation.

« L'alcool est une caisse d'épargne pour les tissus,
dit M. Moleschott, et celui qui mange peu et boit modérément d'alcool conserve autant dans le sang et
dans les tissus que celui qui, dans les mêmes circon-

stances, mange davantage et ne boit ni bière, ni vin, ni eau-de-vie. »

Il y a donc de la cruauté à reprocher au travailleur qui gagne, à la sueur de son front, une insuffisante nourriture les moyens par lesquels il peut suffire à son labeur journalier ; et les boissons spiritueuses ont une très réelle utilité.

Or, de toutes les boissons spiritueuses, le vin est celle qui peut le plus utilement suppléer à l'insuffisante alimentation, et dont l'action est la plus bienfaisante sur l'économie. Pris avec modération, il nourrit, relève les forces, excite le cerveau, active les facultés, facilite les mouvements, éteint la fatigue et fait naître un sentiment de bien-être et de joie, de force et de courage, qui chassent les humeurs sombres, rend plus expansif et plus sympathique, et dissipe la crainte et le chagrin.

L'alcool, au contraire, et les eaux-de-vie de pomme de terre et de grains que les distilleries particulières ou nationales livrent à la consommation des peuples du Nord, agissent chimiquement sur les tissus de l'estomac, qu'ils épaississent et désorganisent, et exercent une action désastreuse sur le cerveau et le système nerveux, consument lentement les forces de la vie, et conduisent à une vieillesse prématurée.

« L'eau-de-vie, par son action sur les nerfs, dit le savant Liebig, est comme une lettre de change tirée sur la santé de l'ouvrier, et qu'il lui faut toujours renouveler faute de ressources pour l'acquitter. Il consomme ainsi son capital au lieu des intérêts, et de là inévitablement la banqueroute de son corps. »

Or, l'usage habituel et exagéré des boissons alcooliques tend à se répandre de plus en plus, nous le disons à regret, dans certaines contrées de la France, et l'abus qu'on en fait aujourd'hui dans les grands centres industriels et surtout dans les États du nord de l'Europe, est tel, qu'on ne saurait trop se hâter d'arracher les populations à des habitudes fatales et à des excès qui les entraînent invinciblement à la dégradation et à la mort.

LXVII

De la grande mortalité que provoque l'abus des boissons alcooliques, et de leurs effets désastreux sur la santé des populations.

Depuis que l'attention publique est fixée sur les désastreux effets des boissons alcooliques, on s'est assuré qu'à Londres les quatre principaux débitants d'eau-de-vie de grain recevaient tous les ans en moyenne 145,000 hommes, 110,000 femmes et 20,000 enfants ou adolescents, et que l'abus des liqueurs fortes faisait chaque année 50,000 victimes en Angleterre.

En Allemagne, plus de 45,000 individus meurent chaque année de l'affreuse maladie de l'alcoolisme, et, dans le Zollverein allemand, on consomme annuellement 360 millions de quarts d'eau-de-vie, le quart vaut 1 litre 15, c'est-à-dire 10 litres par individu en moyenne; et la moitié des grains que produit la Hesse, grâce au bénéfice qu'en retire son gouvernement, sert à préparer de la mauvaise eau-de-vie.

Mais c'est en Suède et surtout en Russie, dont le gouvernement exploite à son profit les distilleries et se fait marchand d'eau-de-vie, que cette liqueur exerce de cruels et douloureux ravages sur la santé des populations. M. de Tourgueneff porte à plus de

100,000 par an le nombre des victimes de l'alcool en
Russie, et l'abus qu'on en fait en Suède a pris une
extension telle depuis 50 ans, que les hommes dévoués à la cause de la civilisation ont jeté le cri d'a-
larme et fait un énergique et suprême appel à toutes
les forces du pays.

« Le danger que fait courir l'alcoolisme chronique
à la santé intellectuelle et physique des populations
scandinaves, dit à ce sujet un des savants qui ont le
mieux étudié les ravages de l'alcoolisme, n'est pas une
de ces éventualités plus ou moins probables. C'est un
mal présent, dont on peut étudier les effets sur la génération actuelle. Il n'y a plus moyen de reculer dans
l'application des mesures à prendre, dussent ces mesures léser certains intérêts (c'est-à-dire les propriétaires
des distilleries), et mieux vaut se sauver à tout prix
que d'être obligé de dire il est trop tard. »

Il se fabrique en Suède près de 50 millions de
kannes d'eau-de-vie par année, c'est-à-dire 200 millions de litres, dont la presque totalité se consomme
dans le pays. Or, la Suède renferme 3 millions d'habitants, et si l'on défalque de ce nombre les enfants,
les femmes et un certain nombre d'hommes, on aura
une population de 1,500 mille individus qui consomment annuellement de 80 à 100 litres d'eau-de-vie
par an.

Comment s'étonner qu'un pareil état de choses ait
amené peu à peu l'affaiblissement des constitutions,
l'abaissement de la taille et de la vie moyenne, et
l'augmentation des suicides et des délits? La proportion des suicides est énorme en Suède et s'élève à
1 sur 57 décès; et si l'on voulait, d'après le docteur
Magnus Huss, considérer comme suicidés par l'alcool

tous les individus morts en état d'ivresse ou des suites de l'alcoolisme, le nombre atteindrait des proportions si effrayantes, que l'on trouverait 1 suicide sur 30 individus décédés de l'âge de 25 à 50 ans.

L'abus de l'alcool et des eaux-de-vie mal préparées ou frelatées produit un véritable empoisonnement, dont les symptômes sont : l'affaiblissement graduel et la diminution des forces, le tremblement des pieds et des mains, la paralysie, les hallucinations, le délire, de l'aliénation, et enfin la perte absolue du sentiment et de l'intelligence.

Ce qu'il y a de triste et de douloureux surtout dans les effets de ce déplorable penchant, c'est que les enfants issus de parents livrés à l'alcoolisme chronique sont fatalement atteints de dégénérescences héréditaires.

A la première génération, apparaissent, ainsi que l'a constaté le docteur Morel, médecin de l'asile Saint-Yon, à Rouen, l'immoralité, la dépravation, les excès alcooliques et l'abrutissement moral.

A la deuxième génération, l'ivrognerie héréditaire, les accès maniaques et la paralysie générale.

A la troisième, les tendances hypocondriaques, la lypémanie et les tendances homicides.

A la quatrième enfin, l'intelligence est peu développée, et l'enfant, stupide ou idiot et dégradé, n'arrive pas à l'état adulte, et la race s'éteint. Quelle preuve plus frappante des effets pernicieux de l'alcool, et quel jour cette dégradation croissante, que provoquent les habitudes vicieuses de l'ivrognerie, ne jette-t-elle pas sur les tristes annales de la criminalité !

Il est donc incontestable, ainsi que l'affirme, après

beaucoup d'autres, le savant docteur Quételet, que l'ivrognerie est une source commune de plusieurs autres vices et même de crimes, et qu'elle tend à démoraliser et à détériorer l'espèce, et que la société devrait se préoccuper d'arrêter l'envahissement de cette funeste habitude.

En France, et grâce à son riche vignoble, la situation est moins grave, sans doute, que celle de l'Allemagne ou de la Suède et de la Russie; cependant, elle n'est pas exempte de gravité, car le fléau nous gagne, et il est telle ville industrielle, ou tel département, celui des Vosges notamment, où l'alcoolisme fait, sans qu'on s'en doute et qu'on y prenne garde, de nombreuses victimes.

Le lecteur jugera d'ailleurs de la marche envahissante de ce nouveau fléau par la proportion du vin et de l'eau-de-vie consommés à Paris à 20 ans d'intervalle :

La consommation du vin était, à Paris, en **1836**, de **922,000** hectolitres.

Celle de l'eau-de-vie était, à la même époque, de **36,000** hectolitres.

Soit 1 litre d'eau-de-vie pour 25 de vin, ou **0,04** centièmes.

La consommation du vin a été de **1,100,000** hectolitres en **1857**.

Celle de l'eau-de-vie, en 1857, de **79.000** hectolitres.

Soit 1 litre d'eau-de-vie pour 13 de vin, ou **0,07 1/2**, presque le double.

LXVIII

Des moyens à opposer à l'envahissement et aux progrès de l'alcoolisme.

Le premier moyen qui s'offre à l'esprit est celui de la répression, mais plusieurs systèmes de répression ont été mis en usage en Angleterre, qui se montre très sévèr à l'endroit de l'ivrognerie, et n'ont produit aucun résultat appréciable.

La répression, quelque inefficace qu'elle puisse être, implique du moins qu'un gouvernement s'efforce de réformer les abus, et l'on ne saurait trop signaler, à cet égard, l'abîme profond qui divise les peuples libres des peuples asservis. Car, tandis que chez les uns le gouvernement, sans cesse tenu en éveil, se montre jaloux d'apporter des améliorations, et se préoccupe sans cesse, comme on le fait en Angleterre et aux États-Unis, d'arracher les populations aux causes de maladie et de dégénérescence physique et morale; ces mêmes gouvernements, préoccupés surtout de finances et de budgets, trouvent commode, chez les peuples asservis, ainsi que nous l'avons montré pour le petit duché de Hesse et la Russie, d'exploiter à leur profit une source fatale, et pour l'Autriche qui offre actuellement en garantie de l'emprunt qu'elle négocie à Londres, la ferme des eaux-de-vie, trouvent commode, disons-nous, d'alimenter leur budget au détriment de la santé du peuple; il est vrai que je ne vois pas trop ce que pourrait répondre à l'Autriche ou à la Russie, la puritaine Albion, qui ne se fait pas le moindre scrupule d'affamer l'Inde pour empoisonner la Chine; mais le crime de l'un n'atténue pas celui de l'autre.

Il n'est peut-être pas de pays au monde où le danger que font courir à la population les excès alcooliques ait été plus vivement senti qu'en Amérique, et c'est en vue d'opposer une infranchissable barrière à ce mal terrible que furent créées les sociétés de tempérance, qui n'ont pu être ridiculisées en France que par ceux qui ne connaissent pas l'énergie du peuple américain et les ressources d'un pays libre.

La première de ces sociétés fut organisée à Boston en 1826 par des citoyens dévoués à la cause du progrès de leur patrie et de la civilisation, et en 1835, c'est-à-dire 8 années après, grâce à cette influence magique de la liberté, le nombre des sociétés de tempérance était de plus de 8,000, et elles comptaient plus de 1500 mille membres ; plus de 4,000 distilleries s'étaient volontairement fermées, et plus de 8,000 marchands avaient renoncé à la vente des liqueurs fortes.

Je ne crois pas qu'en France, où, par des motifs que nous avons déjà signalés, manquent l'initiative individuelle et l'esprit d'association, l'importation des sociétés de tempérance pût obtenir la faveur publique et provoquer une amélioration sensible. Mais si les moyens peuvent être différents, le but est toujours digne de tenter l'émulation des gens de bien, et puisqu'il est prouvé, d'une part, que les boissons spiritueuses sont indispensables au travailleur mal nourri (1), et que le vin est, de toutes les boissons

----

(1) L'usage de l'eau-de-vie, dit Liebig, n'est pas la cause, mais l'effet de la misère. C'est une exception à la règle, quand un homme bien nourri devient buveur d'eau-de-vie. Mais lorsque l'ouvrier gagne moins par son travail qu'il ne lui faut pour se procurer la quantité d'aliments nécessaires à son entretien, un besoin impérieux, inexorable, le force à recourir à l'eau-de-vie Comment veut-on qu'il

spiritueuses, la plus salutaire ; s'il est démontré, en
outre, que la consommation de l'eau-de-vie est en
raison directe de la cherté du vin et des subsistances,
il en résulte, ce semble, que les efforts communs doivent tendre, dans notre pays de France, sans négliger
toutefois la question morale, à provoquer, par de sages
mesures économiques, la baisse du prix du vin, et à
le rendre par là facilement accessible au travailleur,
et à faire en outre que le prix des subsistances soit,
autant que possible, proportionné au taux des salaires.

Mais le moyen le plus efficace et le plus sûr de nous
épargner l'alcoolisme, c'est le vin à bon marché, et la
possibilité d'un usage habituel de ce précieux breuvage, que la Providence a si largement départi à la
France.

LXIX

Des falsifications du vin

La trop grande cherté du vin, qui ne fait qu'accroître la consommation de l'eau-de-vie, produit encore un autre résultat funeste, celui de sa sophistication.

Nous ne parlons point ici de l'imitation des vins
étrangers avec les vins du Midi, des coupages et mélanges parfois avantageux pour corriger les propriétés
des vins de cru médiocre ; mais on introduit dans les
vins des corps étrangers ; on fabrique des vins artificiels, et l'on fait des préparations dégoûtantes, alors
même qu'elles ne compromettent pas la santé.

travaille, si l'insuffisance de sa nourriture lui enlève tous les jours
une certaine quantité de forces ?

Paris est le lieu où la sophistication s'exerce sur la plus grande échelle et produit les effets les plus désastreux. La majeure partie du vin consommé par le peuple est de l'eau fermentée sur des corps sucrés, tels que sirops de fécule et de raisin, fruits secs, sucre brut avec addition d'alcool, de vinaigre et d'acide tartrique, et une neuvième ou dixième partie de gros vins du Midi. Les baquetures, c'est-à-dire les restants d'eau et de vin recueillis sur les comptoirs, sont remises au cuvage par le débitant, et comme, au mépris des prescriptions de police, l'étain des comptoirs n'est presque jamais au titre, ces résidus, imprégnés de sels de plomb et souvent de matières animales qui ont servi au collage des vins, mêlent à la masse des liquides en fermentation des éléments nuisibles pour ceux qui en font usage.

On n'en finirait pas à mentionner toutes les manœuvres du genre sophisticateur opérant sur les vins. Celles qui s'opèrent à Paris sont estimées à 160,000 hectolitres par an, et l'on estime que les vins falsifiés entrent pour un tiers dans la consommation totale.

Il est donc vrai de dire, avec M. Devay, de Lyon, que les denrées les plus nécessaires à la vie sont celles qui exercent le plus le talent des empoisonneurs patentés.

LXX

Du cidre et de la bière

Que pourrions-nous dire du cidre et de la bière qu'on ne sache ?

Le cidre qui délecte le Normand à la robuste et plantureuse constitution, ne dépassera jamais les limites de cette riche et fertile province.

Et la bière, que prisent si fort avec raison l'Alsa-
cien et le Flamand, qui ne récoltent pas de vin, sera
toujours une excellente boisson, mais ne saurait être
placée au premier rang.

« La bière engraisse et rafraîchit, » disent nos campagnards du centre. « Mais le vin réchauffe et fait du
sang, » et j'estime que nos campagnards ont raison.

LXXI

Du café et du thé.

On dit assez généralement que le café stimule dou-
cement l'estomac, aide puissamment la digestion, dissipe les fumées du vin, surexcite le cerveau et accélère
la circulation.

Que le thé pénètre l'organisme d'une douce chaleur et dispose à une méditation pensive.

Cela est vrai à certains égards, et chacun doit s'en
tenir à ce qu'il éprouve, car l'effet de ces liqueurs,
bienfaisantes ou nuisibles tour à tour, varie comme
le tempérament et le climat.

Le café stimule et tonifie à la fois la fibre nerveuse
dans les pays chauds, et surexcite parfois d'une façon
maladive dans les régions tempérées. — Voilà ce que
l'expérience démontre et dont il faut savoir tenir compte.

L'usage de l'une et l'autre de ces liqueurs, qui
portent, dit-on, à l'enthousiasme et aux pensées har-
dies, n'a rien qui m'effraye, et je souhaite ardemment
que l'ouvrier puisse un jour, en compagnie de sa
femme et de ses enfants, déguster sa demi-tasse,
comme devrait pouvoir le faire tout bon citoyen,
en s'intéressant au mouvement des idées et aux choses
de son temps.

— 145 —

LXXII

Du sel.

Le sel, composé de chlore et de sodium, est-il un simple assaisonnement ou un aliment de première nécessité? Il est à la fois l'un et l'autre, et son usage est universel. Employé comme assaisonnement, il excite la membrane muqueuse de l'estomac, favorise la sécrétion du suc gastrique, et devient un puissant agent digestif; et considéré comme aliment, il a pour effet, chez l'homme, d'accroître l'énergie vitale et la plasticité du sang.

Interrogé dans son action sur les liquides et les solides de l'économie, le sel, dont l'emploi dans l'élève des bestiaux accroît de beaucoup les qualités et la succulence de leur chair, favorise la digestion des corps albumineux et des graisses; aucun tissu du corps humain ne peut s'en passer, et la chimie constate que le sang et les cartilages ne peuvent atteindre leur combinaison régulière sans en recevoir une quantité notable; il est, en un mot, digestif, nourrissant et indispensable à l'économie, et nous souhaitons qu'il soit livré au plus bas prix possible aux consommateurs pauvres et aux populations des campagnes, qui en sont trop souvent privées.

LXXIII

Du beurre, de la graisse et de l'huile.

Ces diverses substances sont constituées par des mélanges d'acides gras dont les proportions varient. Elles sont par elles-mêmes peu digestives. Toutefois, ce qui prouve l'utilité toute particulière du beurre et de l'huile, c'est l'observation faite dans ces derniers temps que l'amidon et la fécule, lorsqu'ils sont déjà mêlés à un corps gras, se changent plus facilement en graisse que s'ils étaient isolés.

Le pain beurré est un aliment que la science impartiale justifie, et la salade sans vinaigre et sans huile ne peut être digérée que par les animaux herbivores.

LXXIV

Du vinaigre.

Le vinaigre, formé en grande partie d'acide acétique, dissout les corps albumineux et change rapidement en une masse gélatineuse le gluten et la fibrine ; il rend la viande tendre et facilite la digestion de la salade, parce qu'il convertit en sucre la cellulose et l'amidon que contiennent la chicorée, la romaine et la laitue, etc.

Les boissons vinaigrées rafraîchissent le sang, qu'elles liquéfient, détruisent le caséum du lait et ne conviennent pas aux nourrices. C'est à ce titre de dissolvant qu'il est employé parfois dans un but de coquetterie pour diminuer l'embonpoint. La recette peut être excellente, mais les résultats en sont toujours déplorables.

Le vinaigre est, de tous les assaisonnements de la cuisine du pauvre, le plus souvent falsifié. Il contient parfois de l'acide sulfurique, et l'on est malheureusement obligé de s'en rapporter, dans la plupart des cas, à la bonne foi de l'épicier, qui peut lui-même avoir été trompé. Il serait à désirer qu'à chaque expédition l'analyse en fût faite, et je me range de l'avis de ceux qui demandent qu'il soit, le plus tôt possible, institué une commission permanente d'analyse des substances alimentaires.

LXXV

Du sucre et des épices.

Le sucre vaut infiniment plus que sa réputation ; il se digère aisément et enrichit le suc gastrique d'une substance, l'acide lactique, qui aide à la dissolution des aliments.

Loin de gâter les dents, il les fournit de chaux, en dissolvant par l'acide lactique le phosphate de chaux des aliments, et il est utile à l'estomac, parce que, pris modérément, il produit l'acide lactique.

L'interdiction qui bannit le sucre du monde des enfants doit donc être levée, et le sucre est à la fois le vin et le pain du malade. Il devrait donc être à la portée de toutes les bourses.

Sous le titre d'épices, sont ordinairement compris la moutarde et le cumin, le poivre, le girofle et la cannelle.

Elles irritent les glandes digestives par l'huile essentielle qu'elles contiennent et facilitent la digestion. Elles ne fournissent d'ailleurs au sang aucune partie essentielle, et l'abus qu'on peut en faire n'est pas sans inconvénient ; mais on peut aussi, sans de graves dangers, s'en permettre l'usage.

LXXVI

Du régime, de l'ordre et de la composition des repas.

Qui mange moins qu'il ne doit ne tarde point à souffrir, mais qui mange plus qu'il ne peut digérer se nourrit moins qu'il ne faut et par conséquent doit maigrir. Il faut donc, en thèse générale, pour prendre un repas qui soit salutaire, être averti par une sensation, celle de l'appétit. C'est ainsi qu'un repas, pris avant que la digestion de celui qui l'a précédé ne soit faite, surcharge les organes digestifs d'une quantité d'aliments dont la digestion se fait mal ; que la faim s'émousse et ne reparaît plus à des époques régulières ; et, si l'on continue, elle s'éteint, et les fonctions de l'estomac peuvent être gravement troublées.

Il y a dans les villes, nous le savons, bon nombre de gens qui, ne vivant que pour la satisfaction de leurs appétits sensuels, éprouvent de temps en temps une sorte de trop-plein qui ralentit les fonctions digestives, et appellent à leur aide des excitants artificiels.

Ceux-là se préparent sûrement de graves mécomptes dans l'avenir ; mais il est infiniment probable que tous les conseils qu'on pourrait leur donner ne seraient point écoutés ; ce n'est point à eux, d'ailleurs, que ce livre s'adresse.

Que l'amateur de la bonne chère et le viveur de profession, véritables scories qui se développ nt et pullulent aux époques d'abaissement moral et de décadence (il n'y eut jamais autant de viveurs et de gourmands que dans la Rome des Césars), s'indigèrent à loisir à la Maison Dorée ou au café de Paris, c'est leur affaire et non la nôtre. Laissons donc nos modernes Apicius digérer à l'aise ou ressasser en plusieurs tomes le menu de leurs dîners, et poursuivons.

Le régime se compose généralement en France, dans les classes moyennes et aisées, de deux repas, que précède ordinairement le matin un léger déjeuner au chocolat ou au café au lait. Le premier a lieu de dix heures à midi, et le second entre cinq et six heures du soir. La distribution en est régulière et très appropriée aux besoins de réparation de l'économie.

Cette distribution ne saurait convenir toutefo s

aux classes laborieuses, dont le travail commence avec l'aube et ne se termine qu'à six heures du soir, et parmi elles la règle traditionnelle des trois repas, à neuf heures du matin, à deux heures de l'après-midi et à six ou sept heures du soir, a justement conservé tout son empire.

L'ouvrière en chambre, dont le gain de chaque jour est, quoi qu'elle fasse, toujours dérisoire, déjeune ordinairement avec du café au lait, et dîne avec des pommes de terre frites et de la charcuterie ou de la salade et des noix. Triste alimentation, qui rend compte de bien des souffrances! et les statisticiens brevetés se demandent naïvement, sans s'inquiéter de ces faits, qui peut causer la grande mortalité des femmes de vingt-cinq à quarante ans?

La viande froide, les œufs et le café au lait, le chocolat ou le thé, font, à Paris, la base du déjeuner bourgeois; la soupe, la viande et les légumes, celle du dîner. Tout est donc pour le mieux, car la viande donne aux légumes ce qui leur manque, et les légumes étendent ce que la viande contient trop abondamment.

Mais dans les ménages d'ouvriers, où l'on ne peut consulter son goût et l'hygiène bien entendue, il est bon d'être renseigné sur ce qui est le plus économique et le plus avantageux.

Nous conseillons donc à ceux-là, s'ils nous lisent, un doigt de vin le matin, mais jamais sans pain, ou une infusion de thé chaud additionnée d'une ou deux cuillerées de lait. — A déjeuner, la soupe, additionnée d'un petit supplément de viande et de légumes. — Et le soir, la soupe aux pois, aux lentilles ou aux haricots, avec une tranche de viande cuite dans son jus avec ou sans légumes.

Nos ménagères françaises ont pour le pot-au-feu, chacun le sait, une prédilection marquée, et j'avoue qu'un bon potage, bien savoureux, a bien ses charmes; mais au point de vue de l'alimentation normale du travailleur, et quand il s'agit de surveiller sa dépense, le pot-au-feu, je ne crains pas de le dire, est un affreux préjugé; et je conseille vivement de substituer au bouilli, le rôti plus nourrissant, et la purée de pois au bouillon, car la bourse et la santé s'en trouveront mieux.

A ceux qui ne peuvent se procurer de la viande (la viande à 1 franc le kilo est un gros denier), nous conseillons la soupe à la graisse de porc, ou du moins la soupe de pois, de haricots ou de lentilles, bien plus nourrissants que la pomme de terre, qui ne restaure que très incomplétement. Cependant, les haricots et les pois, s'ils constituent à eux seuls le repas, sont difficiles à digérer et fatiguent l'estomac, en raison de leur richesse en principes alimentaires solides. Par ce motif, la soupe de pois, et ensuite du poisson avec des pommes de terre, ou la viande avec les légumes, ou le bouillon gras avec les légumineuses et les pommes de terre, ou le rôti avec la salade, forment les combinaisons dont doit se composer un bon repas.

Le repos ou un exercice modéré, comme celui de la marche, sont des conditions assez avantageuses pour le travail de la digestion. Un travail corporel pénible, un exercice violent, la course prolongée, par exemple, la retardent ou l'enrayent complétement, en appelant le sang et la force nerveuse sur le système musculaire.

Deux chiens firent un même repas; l'un d'eux fut

enfermé, l'autre conduit à la chasse. On les tua à la même heure. La digestion, chez le premier, était complète., celle du second très peu avancée.

Il est généralement nuisible de se mettre au lit immédiatement après le repas ; et l'on fera sagement de mettre, entre le repas du soir et le coucher, deux heures au moins d'intervalle.

Portal a remarqué que le nombre des apoplexies était certainement plus grand à Paris, au XVIIIe siècle, lorsqu'on faisait généralement du souper le principal repas du soir.

LXXVII

Des conditions du régime en raison du tempérament, des professions et des habitudes.

Il va de soi que le régime doit nécessairement varier en raison du tempérament et du climat, et que la nourriture d'une femme délicate et nerveuse, ou d'un homme des tropiques ne saurait être celle d'un vigoureux gaillard ou d'un habitant du pôle, qui, pour fêter la bienvenue à son hôte, lui offre galamment un bol d'huile de baleine ou de phoque.

La règle générale en ceci est que la nourriture soit appropriée aux besoins et à la nature des pertes de l'économie. A l'ouvrier, la chair du mouton et du bœuf, le rosbif saignant, et force légumineux ; au méditatif et au penseur, des viandes plus légères et des aliments phosphorés.

L'habitude est, dit-on, une seconde nature ; il faut en tenir compte, mais tâchons plutôt de ne pas nous y abandonner.

De même qu'un ordre rigide ne fait que trahir bien souvent les habitudes mesquines d'un esprit rétréci, et que la répétition des mêmes actes engendre une espèce d'infirmité morale qui comprime peu à peu tout essor libre de l'esprit, un repas composé des mêmes aliments, revenant à périodes fixes ou se répétant fréquemment, est une dangereuse coutume, et l'on peut dire, à ce point de vue, que trop souvent répété,

Le meilleur aliment ne valut jamais rien.

La vieille tradition médicale formule, à ce sujet, les préceptes suivants :

1º Fuir l'excès en tout; il est l'ennemi de l'organisme.

Hippocrate avait dit que le beaucoup était ennemi de la nature ; mais il avait dit aussi :

2º Ne point interrompre brusquement une vieille habitude, car l'habitude est une seconde nature.

Le Russe auquel manque sa ration d'eau-de-vie n'est plus le même, dit-on ; et les blessés de la campagne de 1806 mouraient infailliblement, dit-on, entre les mains des chirurgiens français, qui les soumettaient au régime des rafraîchissants, tandis qu'ils guérissaient, pour la plupart, entre les mains des chirurgiens russes, qui leur octroyaient largement, quel que fût d'ailleurs leur état d'inflammation et de fièvre, leur breuvage accoutumé et leur eau-de-vie de grain.

3º Faire un usage à peu près constant d'aliments simples et appropriés à la constitution du corps.

4º Entretenir constamment une juste proportion entre la quantité d'aliments qu'on consomme journellement et les exercices du corps.

Et elle ajoute malicieusement : Fuir les médicaments et les médecins. Mais ce précepte, parfaitement vrai pour certaines gens toujours préoccupés d'eux-mêmes et de leur santé, ne s'applique point au peuple, qui appelle en général le médecin le plus tard possible, et se confie toujours volontiers à l'empirique. Nous dirons donc plus justement à nos lecteurs : n'attendez pas que votre maison soit embrasée pour appeler les pompiers à votre aide, et puisqu'il vous paraîtrait absurde de confier la réparation de votre montre au tailleur de pierre ou au savetier, ne confiez pas votre santé, beaucoup plus précieuse, et celle de vos enfants à l'ignorance qui spécule sur votre crédulité !

LXXVIII

Des vases et ustensiles dans lesquels s'apprêtent les aliments.

L'argile, la poterie vernissée, l'étain, l'argent, le fer et le cuivre sont le plus communément employés à la confection des vases culinaires.

Il est dangereux de faire bouillir dans la poterie une matière acide, parce que le vernis, composé d'oxyde de plomb, se dissout et peut donner lieu à un empoisonnement. Il faut avoir soin de choisir des poteries bien cuites et d'un vernis qui ne se raye point avec le couteau.

Le cuivre dans lequel on laisse séjourner des matières acides développe du vert-de-gris, qui est un poison, et les vases de cuivre réclament de grands soins de propreté.

Les vases de tôle ou de fer battu étamés sont faciles à nettoyer, propres à tous les usages, inaltérables au contact des agents chimiques, et doivent être préférés.

Il est bon de savoir aussi que les grains de plomb qui servent au nettoyage des bouteilles peuvent cau-

ser parfois des accidents ; car les sels de plomb, en
très petite quantité, produisent de désastreux effets
sur l'organisme.

CHAPITRE V

DE LA TRANSPIRATION INSENSIBLE, DE LA CHALEUR, DES VÊTEMENTS, ETC.

LXXIX

De l'élimination des substances inutiles et des excrétions, et de
l'utilité générale de la propreté et des bains.

Tout acte vital suppose une dépense de matière et
de force, et les substances consommées sont élimi-
nées par les poumons, par les reins et par la peau.

Elles se dégagent par les poumons sous forme d'a-
cide carbonique et d'eau.

Par les reins et les urines, sous forme d'acides
et d'urée, substance azotée et d'eau, et l'urine atteint
environ le tiers du poids des aliments pris dans le
même temps.

Par la peau enfin, sous forme d'acide carbonique
et d'eau, qui s'échappent incessamment de ses vaisseaux capillaires, et de ses pores invisibles, et qui forment, mêlés à des acides organiques volatils (l'acide
butyrique, l'acide formique) et à de la graisse, la
sueur et la transpiration insensible.

La quantité de matière qui se dégage incessamment
de la surface de la peau est au moins égale, sinon
supérieure, à celle que dégage le poumon, et des expériences précises démontrent que les animaux dont
la transpiration est brusquement supprimée ne tar-
dent pas à périr.

C'est ainsi que des lapins, des chiens et des poules, dont l'enveloppe cutanée ou la plume avaient été revêtues d'une couche imperméable, n'ont pas tardé à présenter les symptômes de la pléthore et de l'asphyxie, et ont succombé en quelques jours.

Et cette nécessité d'une perspiration cutanée, qui ne peut être que momentanément et très imparfaitement suppléée par les reins, explique la chaleur de sang qu'éprouvent les malades atteints d'éruptions cutanées chroniques, et la véritable asphyxie des varioleux.

Il importe donc que cette fonction d'élimination, indispensable à l'organisme, s'effectue sans être contrariée ni gênée, et c'est à ce point de vue que la propreté est une des conditions indispensables de la santé.

La peau, dit Hufeland, sert à maintenir l'équilibre organique. Plus elle est active et perméable, et plus l'homme est à l'abri des congestions et des diverses maladies des poumons, du canal intestinal et du foie, moins il est exposé aux fièvres bilieuses et muqueuses, et aux affections rhumatismales et catarrhales ; et l'une des causes qui ont contribué à rendre ces affections fréquentes, c'est que nous avons perdu l'habitude d'entretenir la peau dans un état de propreté et de vigueur par l'usage des bains et des frictions. On a très justement appelé la propreté la santé visible, et l'on peut, avec la propreté, lutter contre les plus mauvaises conditions hygiéniques.

Ce n'est qu'avec des soins excessifs de propreté que les Hollandais sont parvenus à rendre habitable la contrée la plus insalubre de l'Europe. A Constantinople et au Caire, c'est dans les quartiers les plus sales qu'éclate la peste, et c'est dans le quartier des

Juifs, au Ghetto, que le typhus sévit à Rome avec le plus de force.

Il serait donc utile qu'une fois par semaine au moins, l'ouvrier pût se permettre un bain frais et l'accompagner de vigoureuses frictions; la friction avec la brosse et le savon noir de ménage achèvent le nettoiement de la peau et tonifient singulièrement l'économie. Qui ne sait quelle est l'utilité de l'étrille à un cheval? Elle le rend lisse, gai et fringant, et l'animal à demi houssé, mais bien étrillé, est préférable à celui qui, bien nourri, serait moins bien entretenu.

Il est vrai que les bains, grâce à la cherté du précieux liquide, coûtent 75 centimes en moyenne, somme considérable pour le budget de l'ouvrier, et que nos ménagères parisiennes n'ont pas à leur disposition, pour leur nettoyage propre et celui de leur intérieur, la quantité d'eau qui leur serait indispensable.

Paris est, sous ce rapport, bien au-dessous de Londres et d'autres capitales. Mais quand les rivières de Somme et Soude, coulant à pleins bords, viendront se perdre dans les vastes réservoirs de Belleville, et couleront à flots au milieu de nous, nous ferons plus régulièrement, c'est bien entendu, la lessive de nos demeures et de nos corps.

LXXX

Des bains chauds, des bains froids et des bains de mer.

Nous ne parlerons ici que pour mémoire des bains chauds, des bains froids et des bains de mer.

Le bain tiède prolongé est un sédatif puissant de l'action nerveuse, mais il relâche et amollit, et il est dangereux d'en renouveler trop souvent l'emploi.

L'usage bien entendu des bains froids a pour effet, au contraire, de donner des forces, et leur effet est frappant chez les enfants élevés dans la misère qui, atteints de scrofules ou de rachitisme, peuvent, dans la saison d'été, barboter comme des canards dans une eau courante.

Il est fâcheux que les bains de mer, dont l'effet tonique est parfois si salutaire, ne soient pas à la portée de tous ; mais le bain de mer exige un déplacement, du temps disponible et de l'argent, et ces trois conditions ne se rencontrent que chez un petit nombre de privilégiés.

Il importe aussi, au point de vue de la santé, que les vêtements ne fassent point obstacle à la transpiration insensible, et qu'ils protègent suffisamment la surface de la peau pour que la transpiration ne soit point interrompue ou brusquement supprimée. La plupart de nos paysans, incomplètement vêtus et surtout imprévoyants, meurent de pleurésie ou de pneumonie, à la suite de transpirations supprimées. Mais les vêtements ont pour but aussi de conserver au corps la chaleur qui lui est nécessaire, et nous nous en occuperons encore à ces divers points de vue dans les paragraphes qui suivent.

LXXXI
De la chaleur nécessaire à l'entretien de la vie et au jeu des organes.

La chaleur de l'homme, dans les parties internes, est de 36 degrés, et celle du sang de 38. La chaleur est indispensable au jeu des organes, et l'expérience démontre qu'elle vient en grande partie de la respiration ; c'est ainsi que les animaux, qui jouissent de vastes poumons, sont ceux dont le sang est le plus chaud et le plus riche, et que ceux dont la respiration est lente et incomplète, comme les reptiles, sont réputés animaux à sang froid.

L'alimentation et la nutrition des tissus, ainsi que le démontrent les expériences de Chossat et de Claude Bernard, sont aussi une cause de chaleur, car le premier a établi, d'une part, que chez les animaux soumis à une abstinence forcée, la chaleur baisse en moyenne de 3 dixièmes de degré par jour; et le second, que le sang était plus chaud pendant et après la digestion qu'avant.

Il nous paraît certain aussi que la cessation de l'influence nerveuse, comme dans les paralysies, a pour effet de refroidir les organes et les membres.

L'animal trouve donc en lui-même et dans le jeu de ses organes la source principale de la chaleur qui lui est nécessaire. Cependant cette production de chaleur peut n'être pas suffisamment active dans certains cas pour réparer les déperditions de l'organisme, et l'enfant a besoin de la chaleur extérieure pour conserver la température qui lui est propre. Il est prouvé par de lamentables statistiques que beaucoup d'enfants qui succombent au moment de leur naissance deviennent victimes de la négligence que leurs parents mettent à les préserver de l'influence du froid.

L'action du froid n'est fortifiante que pour les personnes qui se nourrissent bien, qui prennent habituellement des aliments substantiels, qui se couvrent de vêtements chauds, qui ont, en un mot, un grand fonds de vigueur; mais sur les individus mal nourris, mal vêtus, déjà affaiblis, le froid ne produit déjà plus ses effets salutaires, il dérange, au contraire, l'ordre des forces, les mouvements organiques, et pervertit l'exercice des fonctions assimilatrices, ce qui amène bientôt la détérioration de toutes les parties vivantes (Barbier).

L'hiver, dit Zimmermann, est en général une saison saine quand on a bonne nourriture, bons habits et bon feu ; mais il est désastreux dans les conditions contraires, et c'est à juste titre qu'il est particulièrement redouté des malheureux. Le froid rigoureux est particulièrement redoutable aux vieillards, dont la chaleur vitale est affaiblie, et si l'on pouvait dresser la liste des infortunés de tout âge et de tout sexe qui succombent chaque année aux atteintes directes ou indirectes du froid, le résultat serait aussi navrant qu'imprévu.

Il est indispensable, en effet, qu'à la déperdition de chaleur, qui est considérable dans un air sec et froid ou froid et humide, corresponde une alimentation progressivement nutritive, et si nous habitions le Groenland ou le Kamtchatka, il est non-seulement probable mais certain que l'huile de baleine, la graisse d'ours et le suif, qui nous répugnent et soulèvent le cœur, et qui font les délices des habitants de ces froides régions, nous paraîtraient bientôt acceptables, désirables même !

La raison en est simple : l'huile et la graisse, composées de carbone et d'eau, ont une grande affinité pour l'oxygène, et entretiennent par leur combustion lente et sans perte fâcheuse pour l'économie, la respiration et la chaleur animale.

Tel est le motif pour lequel les graisses, facilement combustibles, sont plus facilement digérées en hiver qu'en été, dans les régions froides que dans les pays chauds, et sont d'autant plus utiles et plus recherchées dans les régions polaires qu'elles sont plus lentes à pénétrer dans le sang, et satisfont plus long-temps aux besoins de l'économie.

Tel est encore le motif pour lequel on préfère dans le Nord les boissons dont la richesse en alcool préserve l'albumine du sang et les tissus du corps, tandis que le Français se contente généralement de celui que contient le vin. L'Allemand du Nord, le Hollandais et l'Anglais boivent fréquemment de l'eau-de-vie, et l'usage de cette liqueur est encore plus répandu en Russie, en Norwége et en Suède.

Il serait donc indispensable qu'à défaut d'une alimentation suffisamment réparatrice, les malheureux pussent disposer d'un vêtement quelque peu chaud, et d'un combustible propre à réchauffer leurs membres glacés.

Quelques mesures de coke ou de charbon, un vêtement de laine, une chaude couverture sont, à ce point de vue, des objets de première nécessité et ne coûtent que fort peu d'argent. Mais cette dépense, quelque minime qu'elle soit, est supérieure encore aux ressources d'un grand nombre de malheureux. Et combien de fois la couverture et le jupon ouatés, dont l'utilité est moindre en été, ne sont-ils pas échangés au début de la saison chaude contre quelques pièces d'argent destinées à pourvoir aux besoins pressants de la famille, et ne peuvent être dégagés à l'entrée de l'hiver !

LXXXII

Des vêtements en général.

Ils doivent avoir pour but : 1º de garantir des impressions et des vicissitudes atmosphériques ; 2º d'entretenir un certain degré de chaleur à la surface du corps ; 3° d'absorber le produit de nos excrétions cutanées, ou du moins de ne pas l'enrayer.

A ce triple point de vue, les vêtements de flanelle et de laine sont excellents, et nous ne saurions trop en conseiller l'emploi aux personnes délicates ; cependant nous ne voudrions pas qu'on abusât de ce moyen, et il faut se garder de s'y assujetir de trop bonne heure. L'habitude de porter des vêtements trop chauds rend esclave de la température, et il n'est ni facile ni prudent d'y renoncer quand l'habitude est prise.

Les vêtements doivent être à la fois chauds et légers, aussi amples que possible, et nous goûtons fort, à ces divers points de vue, l'habitude des pardessus qu'on ôte en entrant dans un appartement et qu'on reprend au dehors. Ces sortes de vêtements font disparaître tous les dangers de passage subit d'une température chaude à une basse température, et méritent d'être conservés.

Rien à dire des cravates qui compriment le cou et gênent la circulation, des chaussures humides ou trop étroites, des jarretières qui serrent trop fortement les jambes, des corsets et des robes qui étranglent la taille, le bon sens suffit, mais le bon sens et la mode sont rarement d'accord.

Comment, à cet égard, faire comprendre aux dames, par exemple, que les corsets qui altèrent la taille, sans se mouler sur elle, et ce sont les plus nombreux, sont des vêtements dangereux, et que la crinoline ou le ballon, qui peut donner lieu, comme on sait, aux brûlures les plus graves et aux combustions, est un véritable réservoir d'air qui, pendant les saisons froides et humides, expose aux catarrhes utérins et à d'autres affections que nous pourrions citer ?

Toutes le savent, le répètent, mais c'est la mode et tout est dit. Nous ne garderons pas rancune toutefois à la plus belle moitié du genre humain, et puisque la crinoline tient désormais le haut du pavé, qu'elle ne doit plus quitter de sitôt, nous conseillons du moins le caleçon de flanelle ou de finette anglaise.

Considérée sous le rapport de l'hygiène, la garderobe la plus modeste d'un ouvrier et de tout individu de toute profession devrait se composer :

1° De 4 chemises de jour ;

2° De 2 chemises de nuit ;

3° De 2 gilets de flanelle ;

4° De 2 caleçons ;

5° D'un vêtement de travail complet (pantalon, gilet de laine, blouse ou vareuse) ;

6° D'un vêtement du dimanche ;

7° De 2 paires de chaussures ;

8° Bas, chapeau, etc. ;

qui représentent un capital de 200 fr. environ, renouvelable tous les deux ans. — Or, 100 fr. distraits, chaque année, du budget moyen de l'ouvrier, qui est de 800 fr. environ, et parfois de 700 et de 600, sont une somme relativement considérable.

Les vêtements de couleur claire ont quelque avantage sur les noirs, sous le rapport de la quantité de chaleur qu'ils retiennent ou qu'ils transmettent à la surface du corps ; mais cette supériorité peut être négligée en comparaison de celle qui tient à la nature du tissu, et les inconvénients qu'offrent les vêtements de couleur claire sous le rapport de la propreté feront toujours donner la préférence à ceux de couleur foncée.

Quant à la forme, elle varie nécessairement comme

les habitudes et le climat, et le frac de l'Européen serait aussi peu hygiénique sur les bords du Nil ou dans l'Inde que le burnous de l'Arabe et la robe de l'Indou sur les bords de la Tamise ou de la Seine.

LXXXIII

De la lumière et de son influence hygiénique.

La lumière est un puissant modificateur hygiénique, et son influence s'étend sur les animaux et les plantes. On sait, en général, ce que deviennent les fleurs, les feuilles et les parties vertes des plantes dans l'obscurité ; elles se décolorent, languissent et prennent des tons pâles et blanchâtres. La lumière est la source des actions chimiques qui ont lieu dans les végétaux ; c'est sous son influence que se dégage l'oxygène qu'ils contiennent et que sont fixés le carbone et l'hydrogène, et c'est elle qui, dans les régions tropicales, donne aux êtres qu'elle baigne cette coloration brillante et cet éclat varié qui nous séduit et nous enchante.

Son action, à laquelle n'échappe aucune espèce animale, n'est pas moins sensible chez l'homme ; elle favorise le renouvellement de la matière organique et pénètre les tissus, qu'elle tonifie, et c'est pour ce fait qu'un séjour prolongé dans une demeure sombre et basse amène la décoloration du sang, la pâleur des tissus, leur engorgement, le lymphatisme et une accumulation de graisse et d'eau dans les mailles des organes.

Qui n'a entendu parler des caves de Lille, aujourd'hui moins nombreuses, et de leur population étiolée ? et qui n'a pénétré dans ces sombres allées humides, au fond desquelles logent, au-dessus d'une cour étroite, sombre et infecte, des familles que ne visite jamais un rayon de soleil ?

On ne peut mieux comparer qu'aux phalènes nocturnes, dit un auteur, les hommes qui s'étiolent dans les travaux sédentaires, au milieu de logements resserrés et de rues étroites ; ils sont décolorés et languissants, pâles et lymphatiques ; et, de même que la privation de lumière empêche, ainsi que l'a démontré M. Milne-Edwards, certaines espèces inférieures, telles que la salamandre et le têtard, de parcourir les phases de leur développement, il n'est pas douteux que, chez l'enfant, elle ne l'entrave aussi, et ne détermine à la longue une dégradation physique.

De la lumière, encore plus de lumière, tel est le cri de l'oiseau dont le chant se fait entendre à l'aube ; ce devrait être aussi celui de l'homme et de l'enfant surtout, auquel les bains d'air et de lumière sont si salutaires.

LXXXIV

Des exercice en général.

L'exercice est indispensable à l'entretien de la santé, et c'est au défaut d'exercice que les personnes riches, qui ont le triste privilége de ne rien faire, doivent une grande partie de leurs maux.

L'exercice modéré accroît l'action des organes, rend la digestion plus facile, la circulation plus active, l'assimilation plus régulière, et, sous son influence, les os, la poitrine et les muscles prennent de l'ampleur.

La marche est, chez l'homme, le meilleur et le plus facile exercice ; mais il est indispensable que l'enfant

puisse aller, venir, sauter, courir et se livrer à ces
ébats du jeune âge qui accélèrent la respiration, augmentent l'énergie des forces vitales, développent les
organes et facilitent la croissance. Toutefois, pour que
l'exercice et les jeux produisent leur effet, il ne faut
pas qu'ils aient lieu dans un espace trop restreint, et
l'on ne saurait trop déplorer, à ce point de vue, l'é-
troitesse de la plupart des cours et des préaux destinés, dans les salles d'asile, dans les pensionnats et
les écoles, aux ébats de l'enfance.

La promenade matinale, ou une heure environ
après le repas, a toujours été vantée par les maîtres de l'art; mais il ne faut pas qu'elle soit l'objet d'un calcul trop rigoureux · rien n'est plus contraire à l'entretien de la santé et de la vigueur que
cette régularité mathématique à laquelle s'assujet-
tissent, en ce qui concerne l'exercice, certaines intelligences fossiles, et il est toujours beaucoup plus
sûr de consulter ses besoins, son impulsion intérieure
et ses instincts, que des idées chimériques d'ordre et
de régularité minutieuses.

De tous les exercices, le meilleur pour tous, est
sans contredit la marche variée, en plein air, dans la
campagne, au milieu des bois ou des prés et dans
un pays légèrement accidenté. Heureux celui qui peut
de loin en loin, une fois au moins la semaine, se
permettre ces douceurs! mais comment ne pas déplorer la triste condition de ces pauvres enfants qui,
dans la plupart des villes industrielles, commencent,
dès l'âge de huit ans, le rude apprentissage du travail, et restaient jadis douze et quatorze heures par
jour courbés sous une machine, répétant sans cesse
le même mouvement! Pauvres fleurs étiolées, ils

portent sur leur visage et dans tout leur être les traces de leur souffrance, et de leur lente et progressive dégradation physique, qu'accompagne bien vite une dégradation morale, et leur sort, qui a plus d'une fois ému le législateur, est encore vraiment digne de pitié. Il est bon aussi qu'on sache qu'il ne s'agit pas là seulement d'une question morale ou d'humanité, mais que l'honneur de la France s'y trouve en quelque sorte engagé.

Il n'est pas douteux, en effet, que le travail assidu des enfants dans les manufactures contribue pour une large part aux exemptions nombreuses que prononcent chaque année, dans les villes manufacturières, pour faiblesse ou vice de constitation, les jurys de révision ; Rouen, Lille et Mulhouse, peuvent fournir à peine leur contingent, et il est impossible de ne pas se préoccuper d'un état de choses qui, malgré les améliorations décrétées, tend à s'aggraver.

La loi ayant décidé que le travail ne dépasserait pas dix heures de travail effectif, la journée de l'enfant est ordinairement de douze heures, y compris les repas, et il se rend ordinairement aux écoles du soir qu'on a organisées pour lui.

Il serait naturel de supposer que l'étude après le travail de la journée n'est qu'une fatigue ajoutée à une autre fatigue, et qu'elle reste sans beaucoup de résultats. Rien n'est moins réel cependant, et j'ai été maintes fois frappé et touché jusqu'aux larmes de l'ardeur, de l'activité et des progrès réels de ces jeunes victimes de l'industrie, chez lesquelles le développement cérébral et des facultés intellectuelles est en raison inverse du développement physique.

Peu à peu cependant, et passé une certaine période, la machine réagit sur l'homme, qui se mécanise à son tour et subit, sinon dans la forme extérieure générale, du moins dans l'expression de ses traits comme dans ses facultés les plus élevées, une sorte d'enrayement et de développement rétrograde.

LXXXV

De la dégénérescence des enfants amenée par le travail des fabriques.

L'affaiblissement de la race est particulièrement manifeste chez les enfants des fabriques, dit un auteur anglais; ceux qui semblent robustes à la première inspection n'ont que des chairs sans muscles. La plupart sont maigres, délicats et quelquefois difformes, les filles surtout; leur stature est rabougrie à un point qui permet difficilement de croire à l'âge qu'ils accusent. Les enfants de 14 à 15 ans ont la taille des écoliers de 10 à 11. La puberté se manifeste tardivement. De pauvres filles de 16 à 17 ans, loin de présenter les symptômes extérieurs de développement qui commencent à cet âge, ressemblent, pour me servir d'une de ces expressions si tristement pittoresques que l'on trouve dans les rapports des commissaires anglais, ressemblent à des planches de sapin que l'on aurait sciées en deux, et leur intelligence, hébétée et abrutie, ne se développe pas mieux que le corps.

Un jeune enfant, occupé dans une fonderie, à qui l'on demandait s'il savait lire, répondit qu'il savait lire de petits mots pourvu qu'ils ne fussent pas trop lourds. Le pauvre petit malheureux, raisonnant par analogie, voyait dans chaque lettre un poids à soulever.

C'est sur l'enfance, pourtant, que repose l'espoir de la société. Pour avoir des hommes forts, intelligents et moraux, c'est de l'enfance qu'il faut s'occuper avant tout. Eh bien! si, par une cupidité effrénée, on pressure, on écrase à force de travail ces constitutions juvéniles, qui ont besoin d'air pour se développer, ces esprits qui aspirent à la lumière de la pensée, on portera une atteinte funeste au capital moral de la nation. On arrivera à produire une population étiolée, rabougrie, sans énergie contre le mal, sans intelligence pour le bien.

Le mal n'est pas aussi grand en France qu'en Angleterre sans doute; mais l'immense développement de l'industrie creuse chaque jour parmi nous un abîme où s'amoindrissent, dégénèrent et disparaissent des générations entières, et nous ne devons point attendre la transformation complète de la famille agricole en famille manufacturière pour appliquer le remède.

LXXXVI

Des exercices gymnastiques : de la danse, du saut, de la marche, etc.

Nous n'insisterons pas sur le plus ou moins d'utilité de ces différents exercices. — Tous peuvent être employés ou répétés avec fruit ; il serait à désirer, pour la santé publique, que l'usage des gymnases se généralisât. Deux ou trois heures d'exercice surveillé et réglé détruiraient, en grande partie, les fâcheux résultats de notre vie sédentaire, et modifieraient avantageusement des constitutions débiles.

Nous croyons pouvoir affirmer, toutefois, qu'appliquée à l'éducation des jeunes filles, la gymnastique ne peut être qu'un moyen très exceptionnel, et il ne faut pas qu'une sorte d'engouement pour une chose bonne en soi porte les mères à l'exagérer encore en l'appliquant mal à propos, et en essayant de lui faire produire le contraire de ce qu'elle peut donner.

Plus sensible que robuste, plus mobile que capable de se mouvoir, la femme possède toutes les qualités vitales dans le sens le plus exquis, mais avec des forces physiques très bornées, et il faut craindre d'enlever, par une hygiène mal entendue, cette délicatesse innée au tempérament de la femme, il faut craindre, en un mot, d'intervertir son sexe, en développant son organisme dans le sens de la virilité.

LXXXVII

Du repos et du sommeil.

L'exercice suppose le repos, et le repos vient en aide à l'épuisement, que déterminent le travail et l'exercice ; — et le besoin du repos est toujours en raison de la dépense ou de la perte des forces.

De tous les repos, le plus salutaire et le plus complet est le sommeil. Le sommeil, renfermé dans de justes limites, répare les forces, leur imprime une énergie nouvelle et ranime l'activité du cerveau et des sens.

Plus on se fatigue, plus on a besoin de repos, et le sommeil insuffisant épuise bien vite et abat les forces. C'est en forçant les chevaux les plus ardents à se tenir éveillés que les dompteurs parviennent à s'en rendre maîtres et à les rendre dociles.

Et c'est par un effet contraire qu'un sommeil trop longtemps prolongé engourdit, hébète et émousse l'intelligence.

La durée du sommeil doit être réglée sur l'âge, le

tempérament, le sexe et sur les besoins généraux de l'économie.

Il doit être de 10 et parfois de 12 heures au moins chez les jeunes enfants ; de 9 dans la seconde enfance, de 8, en moyenne, dans l'adolescence, et de 7 dans l'âge adulte, mais il ne peut y avoir de règle absolue à cet égard.

La nuit est l'heure naturelle du sommeil, et les personnes qui font du jour la nuit et de la nuit le jour manquent à une règle essentielle de l'hygiène. Tel est le motif sans doute, indépendamment de tout autre, pour lequel les ouvriers boulangers et tous ceux qui travaillent de nuit s'épuisent si vite et meurent si jeunes.

Le sommeil de nuit est plus tranquille, plus profond et répare davantage. Il est donc infiniment dangereux de se livrer habituellement au travail pendant la nuit, et les veilles prolongées fatiguent vite et épuisent bientôt l'existence.

Schiller et une foule d'hommes remarquables que nous pourrions citer sont morts jeunes, victimes de l'entraînement de leur passion pour l'étude et pour la science. Mais comment ne pas prendre en pitié toutes ces existences qui, s'écoulant à travers les bals et les fêtes nocturnes, s'étiolent bien vite et deviennent incapables d'aucun effort sérieux ?

L'hygiène du sommeil nous conduit à celle du coucher. La chambre où repose la famille pendant la nuit doit être aussi vaste et aérée que possible, le lit aussi propre que simple, et les draps doivent être renouvelés tous les mois. L'édredon est, de toutes les couvertures, la moins bonne, et il est bon de s'habituer à dormir la tête découverte.

Quant aux heures du coucher et du lever, elles sont indiquées par l'heure du travail, de 6 heures du matin à 6 heures du soir ; et chacun a pu lire, dans les almanachs, ce tercet aphoristique d'un astrologue en renom :

Lever à six, dîner à neuf ;
Souper à six, coucher à neuf,
Font vivr. d'ans, nonante-neuf.

que nous n'avons point à contredire.

———<>•<><>•<>———

DEUXIÈME PARTIE

CHAPITRE VI

DES CONDITIONS D'EXISTENCE MORALE ET SOCIALE DE L'HOMME, ET DE L'HYGIÈNE PERFECTIBLE OU PROGRESSIVE.

Entraîné par l'abondance du sujet, que j'ai vainement essayé d'abréger, je m'aperçois, en relisant les pages qui précèdent, que plusieurs points essentiels ont été omis et que d'autres eussent réclamé de plus grands développements ; mais j'ai hâte d'aborder, dans les quelques pages qui me restent, la question, non moins fondamentale et généralement ignorée, des conditions d'existence morale et sociale de l'homme, et de l'hygiène perfectible ou progressive.

L'homme ne vit pas seulement des choses matérielles, il vit aussi des choses de l'esprit : il sent il pense en même temps qu'il assimile et se meut, et la pensée dont il a conscience, et que révèlent son regard et ses traits, est un des éléments nécessaires de son existence physique. Ces conditions méritent donc d'être connues.

LXXXVIII

Importance de la question.

Il n'est personne qui ne sache que l'organisme et la pensée sont sondaires, que l'esprit gagne à la santé du corps et à l'énergie de ses fonctions ; qui ne sache que toute dégradation physique s'accompagne tôt ou tard d'une déchéance intellectuelle et morale ce sont là des assertions vulgaires, presque banales, sur lesquelles il est inutile d'insister, quoiqu'on n'en tienne pas toujours compte dans la pratique ; mais ce qu'on ignore en général, c'est la véritable part d'influence que la pensée exerce sur la constitution et l'énergie physiques de l'individu, et ce fait, trop longtemps méconnu, est capital en hygiène.

Qui ne voit, en effet, que si la constitution physique de l'homme était dans un rapport constant avec son organisation intellectuelle et morale, de telle sorte qu'à une âme virile correspondît une grande énergie de résistance vitale, l'hygiène conservatrice et progressive aurait une base nouvelle et un point d'appui emprunté à l'homme lui-même, à sa volonté libre, et indépendante à certains égards de l'action variable des milieux ?

Or rien n'est plus certain ni mieux démontré que cette intime relation de l'organisme et de la pensée, et plusieurs ordres de faits, d'observation vulgaire ou

scientifique, ne permettent pas d'en contester la réalité.

Tout développement nous étant interdit, nous nous
en tiendrons au témoignage suivant, que nous empruntons à la science moderne.

LXXXIX

De l'influence de la pensée sur le cerveau

« Il paraît vrai, dit à cet égard M. Gratiolet, que
l'exercice accroît le volume du cerveau en même temps
qu'il en améliore la forme. Le crâne des hommes dis-
tingués par l'esprit et par les mœurs, celui des artistes
habiles, de ceux qui pensent et imaginent beaucoup,
est en général plus grand et surtout plus beau que le
crâne des hommes qu'on ramasse parmi la populace.
Rien n'est plus rare qu'un beau crâne dans les am-
phithéâtres d'anatomie, car ce n'est pas parmi les parias de la civilisation moderne que se plaît la beauté,
cette expression vivante de la vertu et de l'intelligence. Réciproquement, au grand développement de la
vertèbre frontale correspondent une plus grande recti-
tude du profil de la face et en même temps une ré-
duction relative des os qui la composent, et le peu de
saillie de la face, exprimant un plus grand développement du crâne, est un signe de beauté ; car la beauté
n'est rien autre chose que la perfection rendue intel-
ligible par la forme. »

Cette influence de la pensée sur le cerveau s'explique d'ailleurs par ce fait confirmé par toutes les lois de
la physiologie, que tout organe entre en exercice et
se développe sous l'influence de son stimulant spécial :
le poumon sous l'influence de l'air atmosphérique ;

l'œil, de la lumière ; l'estomac, de l'aliment, et le cerveau, de la pensée.

« L'artère carotide interne, dit à ce sujet un des plus profonds anatomistes de notre siècle, M. Geoffroy Saint-Hilaire, qui alimente le cerveau est un rameau *oblique* de l'artère carotide primitive. Pour que le sang dévie de sa ligne d'ascension et vienne en plus grande partie sur un rameau latéral, il faut que ce résultat dépende d'un événement étranger à l'organisation, et j'ajoute, sans la moindre hésitation, que, dans le cas qui nous occupe, il n'y a point à douter que cela ne dépende des *travaux de l'intellect.* »

La preuve que j'avais à faire me paraît désormais complète. J'ajouterai seulement que le cerveau, mû par la pensée, s'accroît sans cesse jusqu'à la vieillesse chez l'homme que préoccupent le mouvement des idées et les choses de l'esprit, tandis qu'il subit un mouvement de retrait chez celui dont l'âme est penchée sur les choses de la matière ; mais est-il aussi certain que cette action, qui s'exerce sur le cerveau, s'exerce aussi sur l'organisme ?

Le fait n'est pas douteux, nous venons de le voir, en ce qui concerne l'expression du visage et de la physionomie, et ne l'est pas davantage s'il s'agit du plus ou moins de vigueur de la constitution.

« J'ai toujours pensé, a dit à cet égard un savant illustre, Sœmmering, que la culture des facultés intellectuelles augmentait la vitalité des organes ainsi que leur résistance. » Maine de Biran a dit après lui : « L'exercice habituel des hautes facultés amoindrit la part de la mort et fait participer l'organisme à la vie, à la jeunesse éternelle de l'âme. »

L'expérience démontre non moins clairement que

l'énergie de la résistance vitale, soit qu'on compare des nations ou des races entre elles, soit qu'on compare entre eux des individus, est toujours en raison de l'organisation intellectuelle et morale et de l'énergie de volonté de chacun d'eux. Qui ne sait qu'au milieu des mille vicissitudes de la vie ou des intempéries qui nous menacent, les âmes fortement trempées résistent avec succès, alors que les pusillanimes succombent? Mille exemples, qui s'appliquent aussi bien aux peuples qu'aux individus, attestent, en effet, que la langueur, l'inertie et la passiveté de l'âme laissent la vie organique exposée sans defense à tous les accidents extérieurs de la vie, et que l'absence de volonté et l'abandon de soi-même sont des causes aussi redoutables qu'infaillibles de dégradation physique et de mort.

Concluons de tout ce qui précède que l'hygiène, qu'il s'agisse de la conservation ou de l'amélioration de l'organisme, doit tenir un très grand compte de la pensée et de l'énergie morale que doublent les obstacles, et que l'homme trouve à certains égards en lui-même et dans sa volonté spontanée et libre l'instrument de sa conservation physique et de sa perfectibilité.

XC

Des conditions de la pensée, et de la nécessité d'une fécondation intellectuelle et morale.

La première condition de la pensée, c'est que l'organe par lequel elle se manifeste, et en dehors duquel elle n'existerait pas, soit normalement conformé et sain ; qui ne sait qu'une conformation vicieuse du cerveau et les altérations passagères ou durables de cet organe empêchent et troublent les manifestations de la pensée ?

La plupart des idiots, que caractérise une conformation vicieuse et irrégulière du crâne et du cerveau, ne pensent pas ou pensent peu, et chez l'enfant régulièrement constitué, l'évolution de la pensée doit être subordonnée à l'évolution naturelle du cerveau.

Il est parfaitement acquis, du reste, que le cerveau resterait à l'état d'aptitude s'il n'était primitivement stimulé par la pensée, et que la pensée elle-même, quel que soit l'état des organes, ne se manifeste au début que sous l'influence d'une sorte d'incubation intellectuelle et morale.

L'enfant auquel a manqué, dans des circonstances malheureuses, exceptionnelles, la double et salutaire influence du sentiment maternel, uni à l'action nécessaire pour faire éclore en lui la parole, reste muet, et ce muet d'un nouveau genre, qu'on a souvent confondu avec le sourd-muet de naissance, replié sur lui-même, comme ce dernier, avant que l'éducation ait provoqué l'éclosion de ses facultés, laisse tomber comme lui sa tête, qui fléchit sur sa poitrine, sans développement et sans souffle, et se dégrade peu à peu si l'éducation ne vient pas stimuler en lui la pensée qui sommeille et développer par elle ses facultés physiques et morales.

Nouvelle preuve de l'influence de la pensée sur l'organisme, et de la nécessité d'une fécondation intellectuelle et morale pour la faire éclore.

Ainsi, la pensée, qui a le cerveau pour instrument, met cet organe en exercice, et l'homme, en tant qu'être pensant, peut être assimilé à l'œuf ou à la graine qui, pour se développer, réclament l'indispensable condition de la chaleur, de la lumière et de l'humidité. Il est, comme cette dernière, en effet, une force en puissance, qui brise son enveloppe dans l'atmosphère naturelle de la pensée, des sentiments et de l'idée, et qui resterait en dehors d'elle, abîmée dans une nuit profonde ou éternellement voilée.

Je ne sais, pour mon compte, ce que pourrait être un homme qui aurait été privé, dès son enfance, de tout enseignement. Cet homme impossible n'aurait jamais pu vivre, sans doute, et n'a jamais existé en fait ; mais ce qu'on peut affirmer, c'est que l'organisme individuel, comme force, est d'autant plus accompli que l'homme s'élève plus haut dans l'échelle sociale et accroît davantage la sphère d'action de ses facultés ; c'est que la dégradation intellectuelle et morale de l'individu amène nécessairement sa déchéance physique. Et combien cette déchéance n'est-elle pas manifeste dans ces tristes spécimens de l'espèce humaine que recèle la fange de nos cités, et que les vices ont pénétrés jusqu'à la moelle ! Combien n'est-elle pas visible, surtout, dans l'étiolement physique, digne de pitié, que nous offrent certaines peuplades sauvages de l'ancien et du nouveau monde !

Ce que l'on peut affirmer, en outre, c'est que la dépendance de l'homme à l'égard de la société est tellement inhérente à sa nature, que l'homme privé de la société de ses semblables se dégrade et meurt.

XCI

De la nécessité pour l'homme de vivre dans la société de ses semblables, et des inconvénients graves de l'isolement absolu.

La vie intellectuelle et morale, qui touche de si près à la vie physique, n'est, comme cette dernière, qu'une incessante assimilation et qu'un continuel échange de sentiments et d'idées, et, de même qu'en tant qu'organisme, l'homme meurt d'inanition s'il est privé d'aliments ou étouffe dans le vide, l'homme moral étouffe dans le vide de ses sentiments et de ses pensées, et se dégrade ou meurt dans la solitude.

On a dit à ce sujet que le savant et le penseur, préoccupés de leurs abstractions et de leurs travaux, recherchent parfois cette solitude et s'y complaisent ; mais entre la solitude volontaire, que tempèrent la contemplation de la nature et les relations de famille et d'amitié, et la solitude absolue, il y a un abîme. L'expérience prouve assez clairement, du reste, qu'à ce terrible jeu de l'isolement absolu, tel que le réalise, par exemple, l'emprisonnement cellulaire, les organisations les plus fortes sont bien vite ébranlées.

Le lecteur en jugera par les chiffres suivants, qui furent produits à l'occasion de la discussion que souleva, en d'autres temps, le projet des établissements cellulaires en France.

Il fut alors établi qu'en 1838, 14 détenus sur 386 avaient été frappés d'aliénation mentale dans les pénitenciers cellulaires de Pensylvanie, qui ont servi plus tard de modèle aux nôtres, c'est-à-dire 1 sur 27 ; 18 sur 387 en 1839, c'est-à-dire 1 sur 21, et 26 sur 434 en 1840, c'est-à-dire 1 sur 16.

Dans cette même année 1840, le pénitencier de New-Jersey compta 12 cas de folie sur 152, un peu plus de 1 sur 11, tandis que, dans les établissements non cellulaires, la folie est à peine de 1 sur 40 ou 50.

Le *Times*, à son tour, examinant la question de mortalité dans les pénitenciers cellulaires établis en Angleterre, démontra, après une enquête approfondie que, dans les établissements ordinaires, la proportion des décès à celle des détenus avait été, en 1840 et 1841, de 1 sur 45, et dans les cellulaires de 1 sur 23, c'est-à-dire du double.

La mortalité est, en moyenne, de 5 pour 100 dans les cellules de Philadelphie, et de 2 pour 100 dans les prisons non cellulaires.

On a dit à ce sujet que cette proportion des aliénations et des décès était due aux mauvaises conditions physiques et morales des malfaiteurs dangereux, auxquels s'applique spécialement l'emprisonnement cellulaire; cet argument ne saurait être de mise aujourd'hui, et les faits ont prouvé que la terrible influence de la solitude absolue s'exerce dans une sphère sans limites, et que la force morale la plus grande ne saurait en conjurer les effets.

J'ai connu, pour mon compte, et m'honore de compter parmi mes amis plusieurs hommes d'élite, que nos luttes intestines et le malheur des temps ont conduits à Mazas. Tous ont plus ou moins gravement souffert de leur réclusion absolue, et quelques-uns ont failli payer de leur santé et de leur vie le régime de la cellule.

La science, d'ailleurs, par l'organe de l'Académie des sciences morales et politiques, non moins que l'expérience et la raison, s'élèvent hautement contre un pareil système, et nous souhaitons ardemment que le temps et l'action légale effacent de notre sol ces tristes monuments, qui rappellent, dans un siècle humain et doux, la barbarie d'un autre âge.

XCII

De l'éducation et de ses conditions nécessaires au point de vue
de l'hygiène et de la santé.

Ce n'est point ici le lieu d'insister sur ce que devrait être l'éducation au sujet de laquelle un grand
philosophe, Leibnitz, a pu dire, comme autrefois Ar-
chimède d'un point d'appui : « Donnez-moi l'éducation et je transformerai le monde. » Il est évident que
l'idée lumineuse de la fonction de l'homme étant
donnée, elle doit avoir pour but d'organiser la pensée
à ce point de vue suprême, de développer en outre
les facultés et les aptitudes individuelles, et de mettre
l'homme en possession de lui-même, afin qu'il puisse
vouloir avec énergie ce qui est conforme à sa loi, et
agir librement en vue de sa réalisation. Mais ce sont
là des considérations que je ne puis qu'indiquer. Je
me bornerai donc à dire qu'au point de vue de la
santé et de l'hygiène, l'éducation doit subordonner
les impulsions de la sensation à la direction suprême
de la pensée, et s'appliquer en outre à développer le
principe de volonté qui est l'instrument privilégié de
la double conservation de l'être humain.

Les philosophes et les moralistes avaient déjà bien
des fois proclamé que l'homme ne devait point se faire
l'esclave des sens. La science moderne ne dit pas autre chose, et son témoignage mérite d'être ici invo-
qué.

Elle prouve, en effet, à cet égard, que le cerveau,
organe central, est placé entre deux ordres de stimu-
lations dont les unes viennent de l'extérieur par les
sens ou des organes externes, et les autres de la pensée, qu'anime et féconde la volonté. Or, tant que

subsiste l'ordre physiologique, c'est-à-dire tant que chaque organe agit sous l'influence de son stimulant spécial, et le cerveau particulièrement sous l'influence de la volonté, l'impression qui part des viscères est faiblement ressentie par le cerveau qui y répond pour satisfaire les besoins qu'elle indique ; mais, lorsque la volonté est faible, la réaction des viscères, et en particulier des sens alimentaire et génital, empiètent sur le cerveau et s'exercent sur cet organe d'une manière tyrannique.

Alors la liberté morale, sans périr tout à fait, demeure comme étouffée sous le poids des impulsions instinctives ou émotives, l'harmonie des organes et des fonctions est troublée, et l'homme, devenu l'esclave de ses instincts, tombe de chute en chute et d'excès en excès dans la plus triste dégradation.

Ce n'est pas impunément en effet que l'homme fait prédominer en lui le principe sensitif et individuel, et par cela seul il court facilement à la ruine de ses instincts supérieurs et à un égoisme immense qui les remplace.

La prédominance de la sensation, a dit Lammenais, obscurcit les idées, dérobe à l'esprit l'idée du vrai et le fixe pour ainsi dire sur le variable, et la lumière intérieure s'éteint comme une lampe au milieu des vapeurs épaisses.

Les hommes de plaisir sont incapables d'efforts soutenus, et ils apportent à l'étude, toutes les fois qu'ils s'y livrent, une mobilité excessive, qu'explique la passivité de leur esprit. Cependant, l'habitude et le goût des voluptés sensuelles pervertissent peu à peu leur sensibilité morale et physique, et conduisent insensiblement à la maladie ! Les exemples que nous pourrions citer sont innombrables, mais trop peu d'espace nous reste pour qu'il nous soit possible d'insister sur ce sujet.

XCIII

Des conséquences d'une éducation vicieuse et d'un milieu social corrompu sur la constitution physique de l'individu.

S'il est permis de considérer comme une vérité démontrée que la pensée s'incarne en quelque sorte dans le cerveau, et que l'organisme se façonne sur le modèle de cet organe, il est aisé de concevoir que tout enseignement qui tend directement ou indirectement, dans un âge où l'homme est incapable de discuter ses impressions et de réagir contre elles, à modifier le plan de l'organisation régulière de la pensée, et d'intervertir ses rapports naturels avec l'organisme, tend, par cela même, à détruire l'harmonie de notre être physique et à briser son unité.

C'est ainsi qu'une éducation qui développe certaines qualités brillantes de l'intelligence et la sensibilité, comme il est malheureusement d'usage aujourd'hui, au détriment du jugement, de l'initiative et de la volonté, prépare des générations impressionnables, mobiles, sans consistance et sans fixité, qu'entraînent et dominent bientôt leurs impressions sentimentales et nerveuses, et que moissonnent à la fleur de l'âge ces maladies ataxiques et malignes qui font l'étonnement et le désespoir de la médecine contemporaine.

C'est ainsi, encore, qu'une société livrée à l'amour du luxe et des jouissances, au culte des voluptés et des passions égoïstes, inocule fatalement une lèpre fétide, qui s'infiltre peu à peu dans le corps social, traînant après elle le hideux cortége du cancer, du suicide et de la folie, qui ravagent, dans d'énormes proportions, les sociétés modernes, et dégradent l'organisme beaucoup plus sûrement que la misère et que la faim.

Mais, de tous les dangers que peuvent courir le corps et l'âme d'un peuple, il n'en est pas de plus redoutable et de plus perfide peut-être que le despotisme et la tyrannie, qui sont exactement, à l'égard de la vie intellectuelle et morale, ce que serait pour les membres délicats de l'enfant l'étroite prison de bandelettes inamovibles.

La pensée, comme le corps qui se développe et se conserve par l'exercice et s'étiole dans l'immobilité, vit essentiellement de spontanéité, d'initiative et de liberté, et la pensée, étouffée ou comprimée, laisse bientôt l'âme sans énergie et sans force, et soumise à l'affreux supplice d'une déchéance qui s'ignore et d'une volonté qui s'abandonne, au grand détriment de la dignité humaine et de l'organisme.

Les exemples se pressent ici en foule sous ma plume, et je n'aurais qu'à puiser au hasard dans l'histoire ancienne et moderne pour y trouver des preuves éclatantes de la désastreuse influence de l'asservissement intellectuel et moral, et de l'esclavage sur la détérioration des races et leur très prompt abâtardissement. Je me bornerai à citer ici l'observation d'une très ancienne autorité médicale, qui constate que, déjà cinq siècles avant notre ère, les effets du despotisme sur l'organisme physique étaient appréciés et connus.

« Il est vraisemblable, dit Hippocrate à ce sujet, que le climat contribue à rendre les habitants de l'Asie timides, lâches et débiles ; mais leur débilité physique et morale tient surtout aux gouvernements despotiques qui les régissent. Il est, en effet, dans la nature des choses que l'indépendance et la liberté augmentent l'énergie morale et physique des peuples, et que le despotisme, au contraire, énerve l'âme et affaiblisse le corps. »

Mais alors pourrait-on se demander, comment se fait-il que l'homme, qui naît à peine, à la liberté, ait pu supporter, sans en être brisé, tant de siècles de violence et d'oppression, et résister à leur influence fatale?

Par la raison très simple, répond l'histoire, que la violence et l'oppression, qui courbent les fronts et dégradent les faibles et les passifs (c'est-à-dire la masse) exaltent l'énergie morale et physique des âmes viriles qui, dès-lors, incarnent en elles, pour ainsi dire, pour le faire ensuite rayonner au dehors, le principe du salut individuel et de la conservation sociale.

Par la raison très simple encore, répond la science, que l'homme trouve en lui-même, en vertu de son organisation et de sa volonté spontanée et libre, la possibilité de résister aux influences délétères des milieux, et le moyen de sa perfectibilité morale et physique.

XCIV

De la perfectibilité de l'homme.

Plusieurs philosophes, et très récemment encore un grand poète, qui fut aussi un grand citoyen, M. de Lamartine, ont nié que l'homme fût perfectible, parce qu'il ne paraît pas que, depuis quatre mille ans, c'est-à-dire de Moïse et des Pharaons jusqu'à nous, l'homme ait acquis un sens nouveau, des membres

plus souples, une taille plus haute, une vitalité plus
grande, qu'il pense mieux qu'au temps d'Homère ou
de Platon, ou qu'il soit plus vigoureux qu'on ne l'é-
tait à Rome ou à Sparte.

J'accepte volontiers l'objection, et si la perfectibilité n'existait réellement qu'à la condition d'une modification radicale de la forme et des caractères essentiels de l'organisme, s'il fallait, en un mot, que, pour
progresser, l'homme changeât de nature et cessât d'ê-
tre homme, il n'y aurait point à hésiter, et le progrès
ne serait qu'une chimère.

Mais que devient l'argument, je le demande, si l'i-
dée qu'on doit se faire de la perfectibilité physiologique est toute différente et se fonde sur une autre
base?

Or, l'idée de perfectibilité ne repose ni sur l'accroissement de la durée de la vie, qui se rattache aux
lois générales de l'organisation animale, et n'a pas
varié depuis le commencement des siècles; elle ne
tient pas davantage à l'accroissement de la vigueur t
de la force musculaire, ou à la perfection de tel ou tel
sens. Autant vaudrait affirmer que le saltimbanque
qui assouplit ses membres et l'athlète qui développe
ses muscles, ou le peau-rouge, qui entend et voit à
des distances surprenantes, sont, par le fait même,
supérieurs à l'homme civilisé, qui ne possède pas ces
avantages. Une pareille assertion ne sera jamais prise
au sérieux.

Mais l'idée de la perfectibilité se fonde sur ce fait,
désormais acquis, que la pensée agit sur le cerveau t
s'incarne en lui, pour ainsi dire, et que ce viscère
est d'autant mieux organisé, et plus fortement constitué, que la pensée et le sentiment sont plus déve-

loppés, et que l'homme possède mieux la loi de ses rapports et de sa fonction.

A ce point de vue, et s'il est acquis, d'une part, que le sentiment et la pensée modifient l'organe cérébral, et, par le cerveau, le reste de l'économie, s'il est démontré de l'autre que le progrès des sentiments et des idées est incessant, que l'homme moderne se nourrit de plus vastes pensées, de sentiments plus purs et plus vrais, qu'il vit d'une vie plus large, et porte en lui plus d'humanité, qu'il est plus homme, enfin, il est impossible qu'en vertu de la solidarité commune qui existe entre l'organisme et la pensée, il est impossible, disons-nous, que le progrès n'existe pas pour le cerveau et l'organisme, comme il existe dans le domaine du sentiment et de l'idée.

XCV

De la nature et des conditions de la perfectibilité humaine.

Il est assez difficile, sans doute, de préciser, dans l'état actuel de la science, la nature intime de la modification spéciale que subit, sous l'influence de la volonté humaine et de l'idée, la substance cérébrale, et la connaissance du mode spécial de développement du tissu nerveux est encore trop peu avancée pour qu'on puisse hasarder une explication; mais on peut, du moins, conclure avec certitude que la culture intellectuelle a pour effet :

1° D'accroître le volume du cerveau et d'améliorer sa forme, ainsi que celle de la face et du crâne;

2° D'augmenter l'impressionnabilité de la fibre nerveuse cérébrale, ainsi que le font supposer le peu d'entendement et les facultés obtuses des races inférieures,

auxquelles il serait aussi impossible de faire comprendre plusieurs de nos idées les plus vulgaires, qu'à nos
paysans la métaphysique de Kant et de Hegel ;

5° D'accroître la puissance d'action et la tonicité de
cet organe ;

4° D'harmoniser dans un suprême équilibre les
mouvements divers dont il est le siége, pour adapter
de plus en plus le cerveau à la fonction supérieure de
l'homme ;

5° Enfin, de rayonner sur l'organisme par l'intermédiaire du cerveau, pour accroître sa puissance
d'action et son énergie de résistance vitale.

Il résulte, en outre, de ce qui a été dit précédem-
ment, que si l'influence physique des milieux, de même
que celle de l'éducation proprement dite, et de l'enseignement social qui agit sur l'individu par les institutions et les lois, par la science, par les mœurs et
les beaux-arts, peuvent être et doivent être, dans nos
sociétés modernes, fondées sur le dévouement absolu
du pouvoir à la cause de tous, un instrument d'amélioration physique, intellectuelle et morale, la perfectibilité humaine a son point de départ et sa racine
dans l'homme lui-même et dans son énergie de volonté.

Je voudrais pouvoir dire aussi que la perfectibilité
de l'homme, qui est toujours relative à son état anté-
rieur ou à celui de ses ascendants, peut être physiquement préparée ou conservée par des mariages
bien ordonnés et conformes aux lois de la physiologie,
que l'hérédité tient une large place dans les phénomènes du perfectionnement ou de la dégradation des
individus et des races, que la question du mariage
est une question fondamentale en hygiène ; mais je
dois prendre congé du lecteur.

Je n'insisterai donc pas, quoi qu'il m'en coûte ; mais je tiens, du moins, à ce qu'il sache que les faits énoncés dans ce petit livre (et je n'ai rien avancé qui ne fût strictement conforme aux données rigoureuses de la science) concluent à prouver :

1° Que la liberté, qui paraît n'avoir d'autre objet que des satisfactions morales, est l'instrument le plus sûr des progrès matériels ; 2° que l'énergie de la pensée et de la volonté, dirigées dans le sens de la justice et du droit, en vue de l'amélioration physique, intellectuelle et morale du plus grand nombre, est le plus sûr instrument de la conservation de la santé et de l'amélioration physique de l'homme.

Et cette conclusion me suffit.

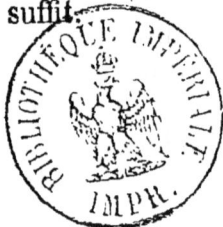

TABLE DES MATIÈRES

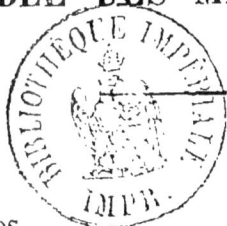

AVANT-PROPOS... 3

INTRODUCTION.

I. L'ignorance et la misère apportent un redoutable obstacle à la vulgarisation des pratiques de l'hygiène.. 4

II. De la routine, des préjugés et de l'absence d'initiative
individuelle en matière d'hygiène............... 12

III. Ce qu'on doit penser des instincts naturels.......... 16

PREMIÈRE PARTIE.

CHAPITRE I.

Définition de l'hygiène.

IV. Le but de l'hygiène est à la fois individuel et social.. 21

V. Institutions hygiéniques de l'Inde............... 22

VI. Institutions hygiéniques de la Chine.............. 26

VII. L'hygiène doit être conservatrice et progressive...... 27

CHAPITRE II.

Des lois fondamentales de l'organisme humain et de ses fonctions essentielles.

VIII. L'homme en tant qu'organisme est une force qui se développe et tire son principe d'elle-même......... 30

IX. Des conditions générales de la santé.......... 33

X. Des conditions de la santé inhérentes à l'organisme... 33

XI. De l'hérédité et de ses conséquences en hygiène....... 34

XII. Des conditions extérieures de la santé............. 40

CHAPITRE III.

De la pénétration nécessaire d'un air vivifiant dans le sang. — De l'air atmosphérique et de l'hétamose.

XIII. De l'air atmosphérique et de sa composition........ 41
XIV. A quelles conditions l'air est-il vivifiant............. 43
XV. De l'air vivifiant des campagnes................ 44
XVI. La provision d'oxygène de l'air sera-t-elle jamais épui-
    sée?.. 47
XVII. De la viciation de l'air par les miasmes des marais... 48
XVIII. Des principaux marais d'Europe et de France........ 50
XIX. Des moyens de combattre l'action malfaisante de l'air
    des marais... 52
XX. De l'air plus ou moins vicié des villes.. 54
XXI. Des logements insalubres et des garnis de Paris....... 56
XXII. De la quantité d'air respirable nécessaire à la vie et à
    la santé... 58
XXIII. Des logements insalubres à Lyon....... 60
XXIV. Du méphitisme développé par l'encombrement....... 68
XXV. Des maladies endémiques des hôpitaux et du danger
    des maternités... 63
XXVI. De l'altération de l'air par la combustion de la houille 66
XXVII. De l'air vicié par les préparations du vin, du cidre, etc. 67
XXVIII. De l'action délétère de l'oxide de carbone........... 66
XXIX. De la pression atmosphérique et de son action sur
    l'organisme... 69
XXX. De l'humidité de l'air et des habitations humides..... 72

CHAPITRE IV.

De l'alimentation et du régime.

XXXI Toute manifestation de la vie s'accompagne d'une
    dépense de force qui rend l'alimentation néces-
    saire.. 75
XXXII. De la mort par la faim et la soif................ 79
XXXIII. De la quantité de matière alimentaire que doit con-
    sommer en moyenne un homme bien portant.... 77
XXXIV. De l'alimentation moyenne des classes laborieuses.. 80
XXXV. Influence désastreuse d'une insuffisante alimenta-
    tion.. 82
XXXVI. Influence de la disette et de la cherté des substan-
    ces sur les naissances et les décès............... 83
XXXVII. Des qualités indispensables de la matière alimen-
    taire..... 86

XXXVIII. De la composition du sang et des tissus.............   87
XXXIX. De la richesse des principes alimentaires...... ..   88
XL. De la digestibilité des aliments   88
XLI. Des aliments en général et de leur classification....   90
XLII. Des aliments solides et de la viande de bœuf......   90
XLIII. De la cuisson du bœuf et de ses modes de préparation   91
XLIV. De la viande de vache, de mouton, de porc, etc....   92
XLV. De l'influence du régime des animaux sur la qualité
de leur chair...............................   93
XLVI. Du foie, de la cervelle, des rognons, etc...........   95
XLVII. Des qualités nutritives spéciales de la viande........   97
XLVIII. De la consommation moyenne de la viande en
France.................................   100
XLIX. Des céréales et du pain.......................   105
L. Des qualités nutritives du pain.................   107
LI. Des falsifications du pain.....................   108
LII. De l'ergot de seigle et du mal des ardents..   109
LIII. De la pellagre et du maïs...................   110
LIV. Des œufs et de leurs qualités nutritives...........   112
LV. Des pois, des fèves et des lentilles..............   114
LVI. Des légumes proprement dits. Oseille, salade, épi-
nards.....................................   116
LVII. Des pommes de terre et de leur valeur nutritive...   117
LVIII. Des fruits...............................   120
LIX. Du lait et de ses propriétés nutritives...........   122
LX. Des falsifications du lait.....................   123
LXI. De l'eau et des boissons en général.............   125
LXII. Des sels renfermés dans l'eau et des eaux de Paris.   127
LXIII. De l'altération des eaux potables par les matières
organiques   129
LXIV. Des vases qui servent à conserver l'eau et des
tuyaux de conduite.........................   131
LXV. Du vin, de la bière et de l'eau-de-vie...........   132
LXVI. Des effets physiologiques du vin et de l'eau-de-vie..   134
LXVII. De la mortalité provoquée par l'alcoolisme et de ses
effets désastreux sur la santé des populations....   136
LXVIII. Des moyens à opposer à l'invasion de l'alcoolisme..   140
LXIX. Des falsifications du vin.....................   142
LXX. Du cidre et de la bière.......................   143
LXXI. Du café et du thé.........................   144
LXXII. Du sel...............................   145
LXXIII. Du beurre, de la graisse et de l'huile...........   145

LXXIV. Du vinaigre 146

LXXV. Du sucre et des épices...................... 147

LXXVI. Du régime, de l'ordre et de la composition des repas................................ 147

LXXVII. Des conditions du régime en raison des tempéraments................................ 151

LXXVIII. Des vases et ustensiles dans lesquels on apprête les aliments................................ 153

CHAPITRE V.

De la transpiration insensible, de la chaleur, de la lumière, des vêtements, etc.

LXXIX. De l'élimination des substances inutiles et de l'hygiène de la peau.......................... 154

LXXX. Des bains en général...................... 156

LXXXI. De la chaleur nécessaire à l'entretien de la vie.... 157

LXXXII. Des vêtements en général.................. 160

LXXXIII. De la lumière et de son influence hygiénique...... 163

LXXXIV. Des exercices en général.................. 164

LXXXV. De la dégénérescence des enfants par le travail des fabriques........................ 167

LXXXVI. Des exercices gymnastiques.................. 168

LXXXVII. Du repos et du sommeil.................. 169

DEUXIÈME PARTIE.

CHAPITRE VI.

Des conditions d'existence morale et sociale de l'homme et de l'hygiène progressive.

LXXXVIII. Importance de la question.................. 172

LXXXIX. De l'influence de la pensée sur le cerveau......... 173

XC. Des conditions de la pensée.................. 175

XCI. L'homme est fait pour vivre en société......... 177

XCII. De l'éducation au point de vue de l'hygiène...... 180

XCIII. Des conséquences d'une éducation vicieuse...... 182

XCIV. De la perfectibilité de l'homme.............. 184

XCV. Des conditions de la perfectibilité de l'homme.... 184

FIN.

Paris. — Imp. Dubuisson et Cᵉ, rue Coq-Héron, 5.

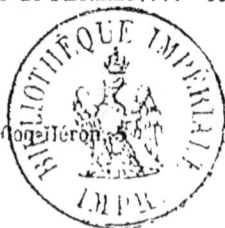

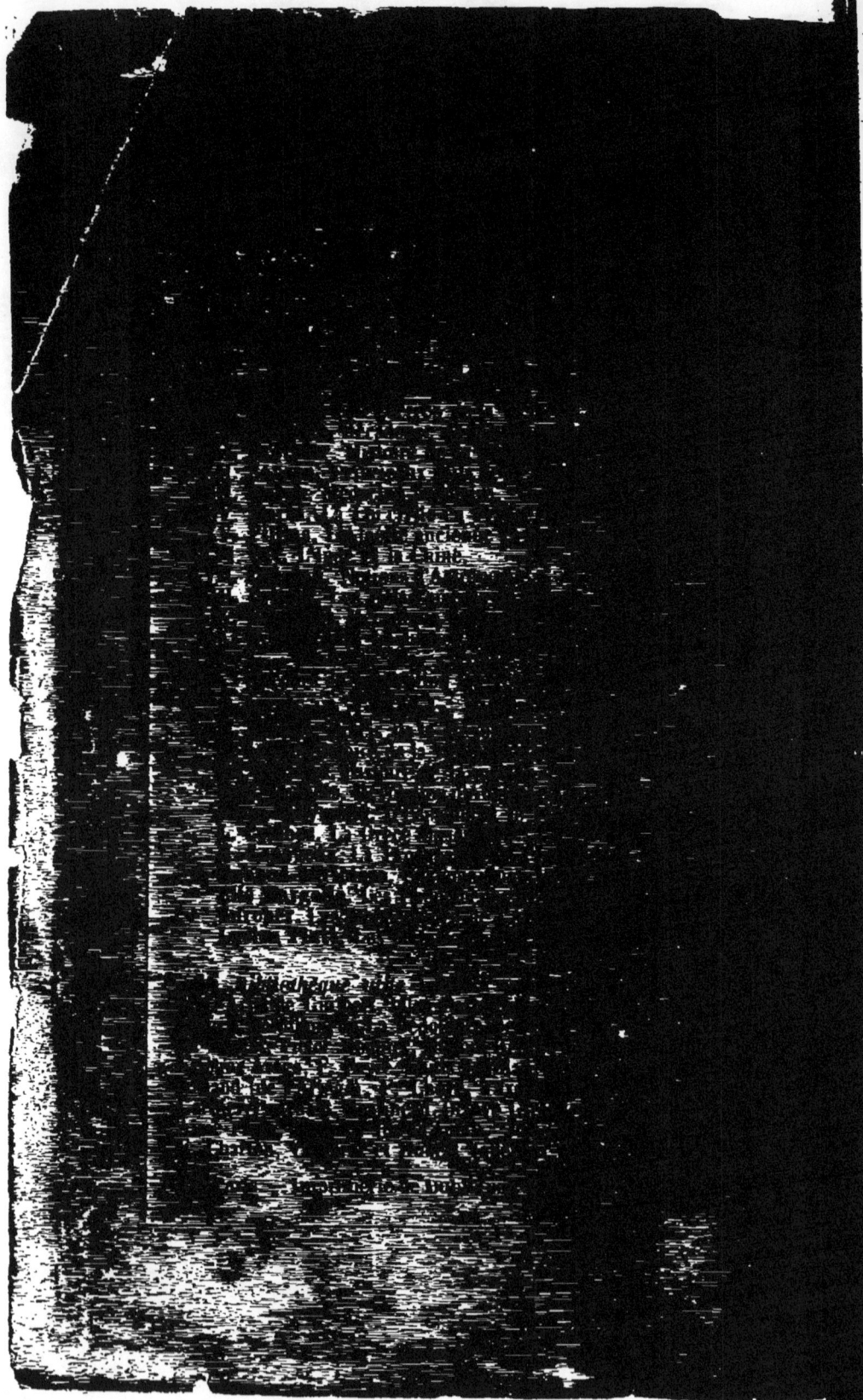

www.ingramcontent.com/pod-product-compliance
Lightning Source LLC
Chambersburg PA
CBHW060540210326
41519CB00014B/3287